ANATOMY OF SPORTS INJURIES
FOR FITNESS AND REHABILITATION

运动损伤解剖学
康复训练

[英]利·布兰登（Leigh Brandon）著
[南非]詹姆斯·柏伦奇（James Berrangé）绘
王震宇 司佳卉 译 汪皓男 审校

人民邮电出版社
北 京

图书在版编目（ＣＩＰ）数据

运动损伤解剖学：康复训练 /（英）利·布兰登
(Leigh Brandon) 著；（南非）詹姆斯·柏伦奇绘；王
震宇，司佳卉译. -- 北京：人民邮电出版社，2017.12（2024.4重印）
ISBN 978-7-115-46080-6

Ⅰ. ①运… Ⅱ. ①利… ②詹… ③王… ④司… Ⅲ.
①运动性疾病－损伤－康复 Ⅳ. ①R873

中国版本图书馆CIP数据核字(2017)第202377号

版权声明

免责声明

本书内容旨在为大众提供有用的信息。所有材料（包括文本、图形和图像）仅供参考，不能替代医疗诊断、建议、治疗或来自专业人士的意见。所有读者在需要医疗或其他专业协助时，均应向专业的医疗保健机构或医生进行咨询。作者和出版商都已尽可能确保本书技术上的准确性以及合理性，并特别声明，不会承担由于使用本出版物中的材料而遭受的任何损伤所直接或间接产生的与个人或团体相关的一切责任、损失或风险。

内 容 提 要

本书在详细阐释人体系统的构成、关节的运动形式和损伤的预防方法与康复过程等知识的基础上，结合肌肉及骨骼解剖图，对人体不同部位的 62 种常见运动损伤的症状、产生原因和治疗方法进行了介绍，并提供了对应的康复锻炼方法和可采用的锻炼项目。此外，本书对 38 项康复训练的步骤、要领、起始姿势、结束姿势、训练肌肉及关节运动形式等方面的内容进行了讲解，旨在帮助健身爱好者、运动爱好者及专业运动员在损伤发生后进行正确的康复训练。

◆ 著　　　　[英] 利·布兰登（Leigh Brandon）

　　绘　　　　[南非] 詹姆斯·柏伦奇（James Berrangé）

　　译　　　　王震宇　司佳卉

　　责任编辑　李 璇

　　执行编辑　刘 蕊

　　责任印制　周昇亮

◆ 人民邮电出版社出版发行　　北京市丰台区成寿寺路 11 号

　　邮编　100164　电子邮件　315@ptpress.com.cn

　　网址　http://www.ptpress.com.cn

　　临西县阅读时光印刷有限公司印刷

◆ 开本：700×1000　1/16

　　印张：9　　　　　　　2017 年 12 月第 1 版

　　字数：237 千字　　　2024 年 4 月河北第 40 次印刷

　　著作权合同登记号　图字：01-2016-2257 号

定价：68.00 元

读者服务热线：(010)81055296　印装质量热线：(010)81055316
反盗版热线：(010)81055315
广告经营许可证：京东市监广登字 20170147 号

资源与支持

● 配套服务

扫描下方二维码添加企业微信。

1.首次添加企业微信，即刻领取免费电子资源。

2.加入体育爱好者交流群。

3.不定期获取更多图书、课程、讲座等知识服务产品信息，以及参与直播互动、在线答疑和与专业导师直接对话的机会。

● 关于"人邮体育"

"人邮体育"为人民邮电出版社旗下品牌，立足于服务体育产业、传播科学知识，与国家体育总局体育科学研究所、美国国家运动医学学会、Human Kinetics等众多国内外领先的行业机构、出版机构建立了广泛的内容合作和市场合作。出版领域覆盖大众健身、青少年体育、专业体能、运动专项、武术格斗，以及益智、棋牌等其他休闲活动，致力于为广大运动爱好者及体育产业从业人员提供丰富多样的全媒体知识服务产品。

● 与我们联系

我们的联系邮箱是 rysport@ptpress.com.cn。

如果您对本书有任何疑问或建议，欢迎您发送邮件给我们，并请在邮件标题中注明本书书名以及ISBN，以便我们更好地为您服务。

作者致谢

　　我想感谢给我以启发的老师——Paul Chek，他既是我的指导者，也是我的好朋友。同时，我要感谢我的父母对我的事业的大力支持。如果没有他们的支持，我无法走到今天。我要感谢New Holland的Guy和Marilyn对本书的支持，还有James，是他的艺术天分赋予了这本书以生命。我还必须感谢Juliana Campos、Nicola Jenkins、Paul Read和Rachael Quinlan精心制作了本书。

　　请注意：本书中30页、34页和35页的插图均源自Paul Chek的文章，且已获得授权。

目　录

第一部分　解剖学与损伤概述

如何使用本书

本书通过图片和文字两种形式剖析了常见的运动损伤，以及发生损伤时如何通过有效的康复训练进行恢复。本书旨在指导读者了解应如何进行正确的康复训练，以及判断什么时候需要寻求专业人员的医疗帮助，以达到从运动损伤中康复的目的。

本书分为三个部分：第一部分为解剖学相关定义、简介与运动损伤专业术语概述，这部分内容包括损伤预防指南、急症护理与急救、手法治疗、长期运动损伤的康复以及生活中的注意事项。

第二部分共分13节，分别阐述人体的不同区域可能发生的运动损伤，并着重介绍该区域最常见的一些损伤。每一节均阐明各类损伤及其发生的潜在原因、治疗方案、相关统计数据。介绍损伤急性期过了之后，3种能够帮助恢复损伤部位的矫正锻炼建议（分为活动、拉伸和训练）。

注意，损伤发生的原因是多种多样的，损伤发生时应当由受过训练的专业人士来确定其发生的根本原因，在此阶段，任何肌肉失衡现象都应受到重视，并应根据这些信息来采取正确的矫正性拉伸和强化力量训练。如果不进行彻底的损伤鉴定，完全康复的可能性将大大降低。因此，本书所建议的拉伸与强化力量训练未必适合所有情况。

第三部分为康复训练部分——包括训练入门指南、训练时肌肉调动情况图示与技术分析、起始动作与结束动作描述以及训练提示。

成年人的身体有超过600块肌肉与206块骨骼；本书将重点集中在约92块参与运动、与身体平衡息息相关的肌肉上。并未关注许多较小或者深层的肌肉、脊柱肌肉和手脚肌肉。

本书旨在加强读者对运动损伤的理解，并协助读者克服运动损伤，使其回归运动最佳状态，而不需要担心伤情恶化或是将来的损伤。在开始进行一个康复训练之前，建议读者全面了解自己所处于的损伤康复阶段，在适当的时候引入正确的治疗手段和训练项目（详见本书第一部分）。例如，如果在损伤的急性期进行拉伸或训练，就有可能进一步损伤身体组织，使伤情更加严重。因此，建议您按照本书所写的顺序进行相关训练。在第一部分，您将了解本书使用的解剖学上的一些定义和专业术语，并对损伤与损伤康复策略有一个基本的理解。在第二部分，您可以进一步了解损伤。第三部分介绍如何进行训练与拉伸运动。

受过损伤的人体组织需要适应所有平面内的剧烈运动——称为康复末期。康复末期的训练本书没有涉及，相关体能训练建议读者接受专业人士的意见。

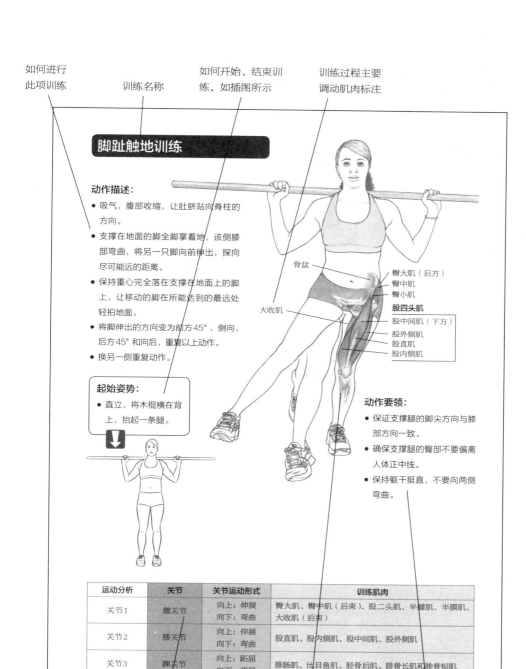

脚趾触地训练

动作描述：

- 吸气，腹部收缩，让肚脐贴向脊柱的方向。
- 支撑在地面的脚全脚掌着地，该侧膝部弯曲，将另一只脚向前伸出，探向尽可能远的距离。
- 保持重心完全落在支撑在地面上的脚上，让移动的脚在所能达到的最远处轻拍地面。
- 将脚伸出的方向变为前方45°、侧向、后方45°和向后，重复以上动作。
- 换另一侧重复动作。

起始姿势：

- 直立，将木棍横在背上，抬起一条腿。

骨盆
大收肌

臀大肌（后方）
臀中肌
臀小肌
股四头肌
股中间肌（下方）
股外侧肌
股直肌
股内侧肌

动作要领：

- 保证支撑腿的脚尖方向与膝部方向一致。
- 确保支撑腿的臀部不要偏离人体正中线。
- 保持躯干挺直，不要向两侧弯曲。

运动分析	关节	关节运动形式	训练肌肉
关节1	髋关节	向上：伸展 向下：弯曲	臀大肌、臀中肌（后束）、股二头肌、半腱肌、半膜肌、大收肌（后束）
关节2	膝关节	向上：伸展 向下：弯曲	股直肌、股内侧肌、股中间肌、股外侧肌
关节3	踝关节	向上：跖屈 向下：背屈	腓肠肌、比目鱼肌、胫骨后肌、腓骨长肌和腓骨短肌

126 运动损伤解剖学：康复训练

解剖学相关定义及专业术语

解剖学有自己的语言，虽然属于专业用语，但通常内含逻辑——解剖学用语是由拉丁和希腊词根演化而来的，而这也让这种语言更容易学习和理解人体肌肉、骨骼或其他身体部位的名称。

无论你是一名运动员、学生，还是物理治疗师、体能教练，学习使用正确的解剖学词汇与专业术语能让你更好地与其他专业人员交流和阅读专业资料。

与大多数的医学类专业术语一样，解剖学专业术语也由一个个单词构成，通常称这些单词为构词成分，这些构词成分组装在一起构成整个单词。"构词成分"包括词根、前缀和后缀。了解单词中各个部分的含义能让你理解整个单词。大多数解剖学术语仅由两部分构成，要么是前缀与词根，要么是词根与后缀。

例如，"subscapular"和"suprascapular"两个单词，词根都是"scapula"，意为肩胛骨。"supra"的意思是"上面"，因此"suprascapular"的含义就是肩胛骨上面的某个部位。而"sub"意为"下面"，因此"subscapular"就意味着肩胛骨下面的某个部位。

解剖学术语中的常见前缀、后缀及词根

词根	含义	举例	释义
abdomin	与腹部有关的	abdominal muscle	腹肌，腹部主要肌群
acro	末端、肢体	acromion	肩峰，肩胛骨的最高点
articul	与关节有关的	articular surface	关节面，关节的接触面
brachi	与手臂有关的	brachialis	肱肌，上臂肌肉
cerv	与颈部有关的	cervical vertebrae	颈椎，位于头以下、胸椎以上
crani	颅骨	cranium	颅骨，组成头骨的骨骼
glute	臀部	gluteus maximus	臀大肌，臀部的肌肉
lig	约束、捆绑	ligament	韧带，将骨骼连接在一起的致密结缔组织
pector	胸部	pectoralis major	胸大肌，胸部肌肉
常见前缀			
ab-	远离、从、离开	abduction	外展运动，将身体某部分向人体正中线外的方向移动
ad-	加强、粘连、向	adduction	内收运动，将身体某部分向靠近人体正中线的方向移动
ante-, antero-	前面、正面	anterior	躯体正面
bi-	两、双	biceps brachii	肱二头肌，手臂上具有长、短二头的肌肉
circum-	环绕	circumduction	环转运动，肢体的近端在原位转动，远端作圆周运动
cleido-	锁骨	sternocleidomastoid	胸锁乳突肌，嵌入锁骨的肌肉
con-	和、共同	concentric contracion	向心收缩，肌纤维长度变短时肌肉所处的收缩状态

词根	含义	举例	释义
costo-	肋骨	costal cartilage	肋软骨
cune-	楔子	cuneiform	足部楔状骨
de-	向下	depression	下降，肩胛骨下降运动
dors-	背向	dorsiflexion	背屈，脚尖屈向小腿方向的运动
ec-	远离	eccentric contractions	离心收缩，肌肉在外力的影响下，肌纤维有控制的被外力拉长
epl-	向上	epicondyle	上髁，骨节两端果丸形的突起物
fasci-	带	tensor fasciae latae	阔筋膜张肌，髋部带状肌肉
flex-	弯曲	flexion	屈，两骨之间角度变小
infra-	在……之下	infraspinatus	冈下肌，位于肩胛骨的冈下窝内
meta-	在……之后	metatarsals	跖骨，足部骨骼，介于跗骨与趾骨之间
post-	在……之后	posterior	躯体背面
pron-	向前弯曲	prone position	俯卧，面朝下趴着
proximo-	最近的	proximal	近端，距离躯干近的一端
quadr-	四	quadriceps	股四头肌，大腿前侧由四个头组成的肌群
re-	向后	retraction	内收，肩胛骨向人体正中线收拢
serrat-	锯	serratus anterior	前锯肌，边缘呈锯齿状的肌肉
sub-	在……之下、次的	subscapularis	肩胛下肌，位于肩胛骨前面，呈三角形
super, supra-	在……之上、过度的	supraspinatus	冈上肌，位于肩胛骨的冈上窝内
		superior	朝向头部的
thoraco-	胸部、胸廓	thoracic vertebrae	胸椎，位于胸腔后
trans-	横穿	transverse abdominis	腹横肌，腹部深处的横向肌肉
tri-	三	triceps brachii	肱三头肌，位于上臂具有"长""内侧""外侧"三个头的肌肉
tuber-	膨胀、隆起	tubercle	骨骼上圆形的小突起
常见后缀			
-al, ac	附属的、有关系的	iliac crest	髂嵴，位于髂骨上
-cep	头、起源	biceps brachii	肱二头肌，手臂上具有长、短二头的肌肉
-ic	附属的、有关系的	thoracic vertebrae	胸椎，位于胸腔后
-oid	类似、呈……的形状	rhomboid	菱形肌，呈菱形
-phragm	分隔、分配	diaphragm	横隔膜，胸腔与腹腔之间的分隔

人体系统

人体由8个不同的系统组成，这8个系统通过不断地相互作用控制着人体各种复杂的生命活动。这些系统则由相互协调的器官构成，每一个器官都有其特定的职能，器官中的各种组织结构都对应着各自的用途与功能。

本书图解并分析了控制着人体的运动与姿势的系统，即运动系统，运动系统由骨、骨连结和骨骼肌三种器官构成。

其他的系统分别是血液循环系统、呼吸系统、神经系统、内分泌系统、消化系统、泌尿系统和生殖系统。

肌肉

肌肉的功能包括产生活动、维持身体姿势、供能和产热。人体的肌肉组织可分为心肌组织、平滑肌组织和横纹肌组织。

心肌组织在心脏形成心壁，平滑肌组织往往出现在内脏壁（如胃）、血管壁中，无论心肌组织还是平滑肌组织都会在神经系统和激素的作用下进行不自主运动。

横纹肌又称骨骼肌，组成了绝大部分我们所知道的肌肉。使肌肉附着在骨骼上的肌腱、包裹着肌肉的结缔组织——筋膜都属于骨骼肌。

一个体重70千克（154磅）的成年男性，体内有25~35千克（55~77磅）的骨骼肌。

肌肉的附着

肌肉通过肌腱附着在骨骼上，肌肉的附着点是指肌肉的起点或止点。

肌肉的起点是指肌肉在近端，即靠近人体正中线或人体中心一端的骨附着点。这一点通常是最少移动的部分，在肌肉收缩的过程中是肌肉的锚固点。

肌肉的止点是指肌肉在远端（骨骼上距离四肢的根部最远端），或远离人体正中线或人体中心一端的骨附着点。肌肉的止点通常是移动量最大的部分，且可以向肌肉的起点方向收缩。

了解肌肉的起止点、肌肉在哪个关节附着、在该处关节产生何种运动都是进行运动分析的重要因素。

在骨骼上有一些典型的特征，为肌肉的附着提供了条件，11页的表中罗列并描述了骨骼的一些特征。

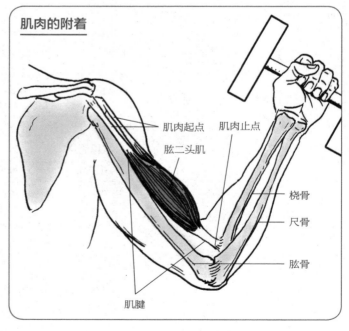

肌肉的附着

肌肉起点

肌肉止点

肱二头肌

桡骨

尺骨

肱骨

肌腱

骨骼典型特征

特征	描述	举例
髁	关节处圆形较大的凸起物，通常与另一根骨相连	股骨内侧髁与外侧髁 胫骨外侧髁
上髁	在髁上的凸起	肱骨内上髁、肱骨外上髁
关节面	小而平的关节接触面	椎骨的关节面
头	骨骼近端处大而圆的凸起，通常形成关节	肱骨头
嵴	细长的嵴状凸起	骨盆髂嵴
线	较小的、沿着骨骼的嵴状凸起	股骨粗线
突起	所有较大的凸起部分	肩胛骨上的喙突与肩峰 肘关节尺骨鹰嘴突
刺、棘突	骨骼上大而细长的背部隆起部分	椎骨棘突 肩胛冈
骨缝	骨骼与骨骼之间的缝隙，可形成不动关节或半活动关节	颅骨之间的骨缝
转子	非常大的隆起	股骨大转子
结节	小而圆的凸起	肱骨大结节
粗隆	大而圆、表面粗糙的凸起	骨盆上的坐骨粗隆
孔	骨骼上圆形的孔洞或开口	椎间孔，沿脊柱长度方向分布，里面有脊髓
窝	骨骼上表面平整的浅窝	肩胛骨上的冈上窝与冈下窝

"skeleton"（骨骼）一次源自希腊词汇，意为"干枯的"。刚刚出生婴儿约有350块骨骼，其中的许多会随着婴儿的成长融合成一块骨骼，最终形成成年人身体中的206块骨骼。

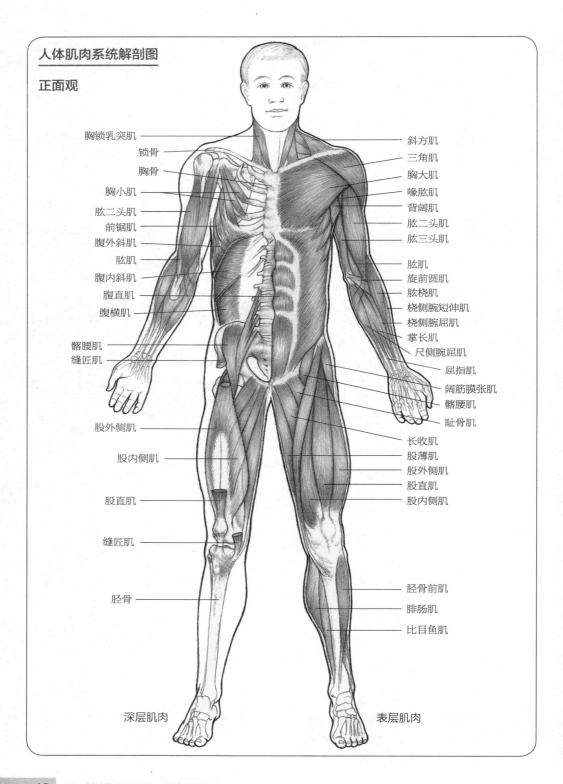

人体肌肉系统解剖图

正面观

胸锁乳突肌
锁骨
胸骨
胸小肌
肱二头肌
前锯肌
腹外斜肌
肱肌
腹内斜肌
腹直肌
腹横肌

髂腰肌
缝匠肌

股外侧肌

股内侧肌

股直肌

缝匠肌

胫骨

斜方肌
三角肌
胸大肌
喙肱肌
背阔肌
肱二头肌
肱三头肌

肱肌
旋前圆肌
肱桡肌
桡侧腕短伸肌
桡侧腕屈肌
掌长肌
尺侧腕屈肌
屈指肌
阔筋膜张肌
髂腰肌
耻骨肌

长收肌
股薄肌
股外侧肌
股直肌
股内侧肌

胫骨前肌
腓肠肌
比目鱼肌

深层肌肉

表层肌肉

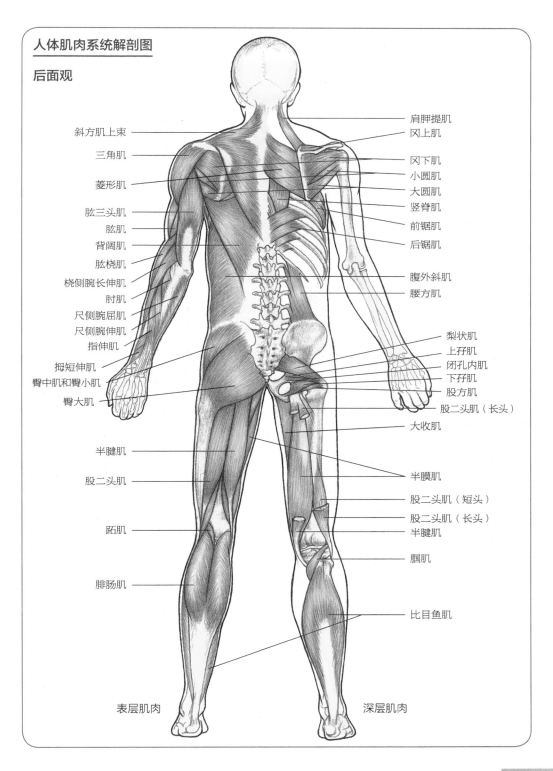

人体肌肉系统解剖图

后面观

斜方肌上束

三角肌

菱形肌

肱三头肌

肱肌

背阔肌

肱桡肌

桡侧腕长伸肌

肘肌

尺侧腕屈肌

尺侧腕伸肌

指伸肌

拇短伸肌

臀中肌和臀小肌

臀大肌

半腱肌

股二头肌

跖肌

腓肠肌

肩胛提肌

冈上肌

冈下肌

小圆肌

大圆肌

竖脊肌

前锯肌

后锯肌

腹外斜肌

腰方肌

梨状肌

上孖肌

闭孔内肌

下孖肌

股方肌

股二头肌（长头）

大收肌

半膜肌

股二头肌（短头）

股二头肌（长头）

半腱肌

腘肌

比目鱼肌

表层肌肉

深层肌肉

骨骼系统

骨骼系统包括骨骼、韧带（骨与骨之间的连接组织）和关节。关节（joints，也称为articulations）有时被视作一个独立的系统——关节系统。

除了产生运动之外，骨骼系统的主要功能是支撑肌肉、保护软组织和内脏、储存过剩的矿物质及在长骨骨髓中制造红细胞。

综合系统

人体各个系统之间存在着全面而错综复杂的相互依存关系。例如，人体运动的发生需要呼吸系统吸入氧气，同时消化系统将食物分解成必不可少的营养成分，再由血液循环系统将这些氧气和营养成分通过血液输送给工作的肌肉，将其转化为能量，使人体得以进行体力劳动。

能量反应过程中会产生代谢废物，血液循环系统能将这些废物转运到消化系统和泌尿系统，最终排出体外。神经系统可以刺激肌肉进行收缩和伸展，运动系统允许人体骨骼产生活动。

股骨（大腿骨骼）的长度大约是人身高的四分之一，它是人体中最大、最重、强度最高的骨骼。人体中最短的骨骼是耳朵中的镫骨，其长度仅有2.5毫米。一个成年人的骨骼的质量约为9千克（约20磅）。

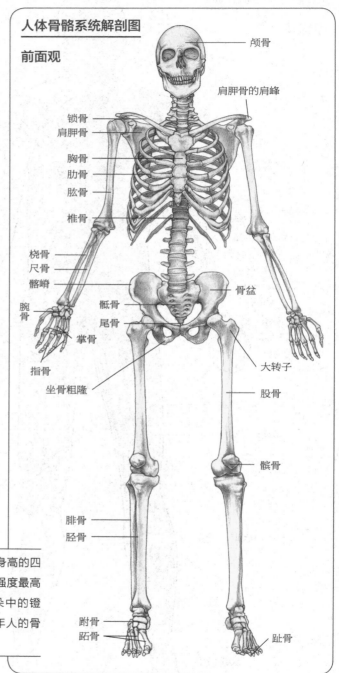

人体骨骼系统解剖图

前面观

颅骨
肩胛骨的肩峰
锁骨
肩胛骨
胸骨
肋骨
肱骨
椎骨
桡骨
尺骨
髂嵴
腕骨
骶骨
尾骨
掌骨
骨盆
指骨
大转子
坐骨粗隆
股骨
髌骨
腓骨
胫骨
跗骨
跖骨
趾骨

解剖学切面与区域划分

在进行解剖学的学习和分析人体运动时，会涉及一种人体的标准参考姿势，通常称为人体解剖学姿势（详见下图），在描述人体任何解剖结构的运动和部位时，都假设人体处于标准的人体解剖学姿势。

局部解剖学

本书内容划分的依据是人体表面的不同区域。在解剖学语言中，"头（head）"通常被表述为由拉丁文派生得到的词——"颅（cranium）、颅的（cranial）"。

在人体不同的区域内，还有次级的区域划分，例如颅骨可以划分为额骨、枕骨、顶骨、颞骨等次级区域。

解剖学切面

人体可以分为三个假想的参照面，每个平面都垂直于另外两个平面。

矢状面是指沿着身体的前后方向，将人体分为左、右两个部分的纵切面。身体的中心线称为人体正中线，如果矢状面经过人体正中线，则这个矢状面就称为正中矢状面。冠状面（额状面）是指沿着人体从上至下，将人体分为前、后两部分的纵切面。

横断面（水平面）垂直于人体正中线，将身体分为上、下两部分。

由于关节运动的定义与这三种切面息息相关，这三种解剖学切面也被称作"运动平面"，都可以用来截断并观察人体内部结构。理解某个截面是被哪一个解剖学切面所截，能够帮助你了解所观察的人体部位及其观察视角。

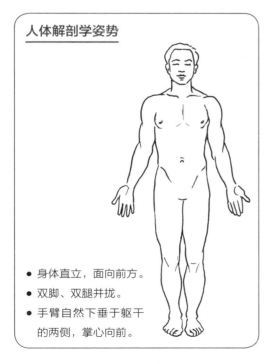

人体解剖学姿势

- 身体直立，面向前方。
- 双脚、双腿并拢。
- 手臂自然下垂于躯干的两侧，掌心向前。

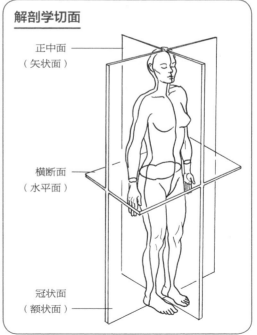

解剖学切面

正中面（矢状面）

横断面（水平面）

冠状面（额状面）

解剖学方位术语

为了方便描述一处人体结构相对另一结构或身体某部分的位置关系，解剖学种引入了一些标准的方位术语。

人体是一个复杂的三维结构，知道了这些表述恰当的解剖学方位术语，可以帮助你将身体上某个部位与其他部位相对照，理解它们的相对位置。

这些术语是公认的统一标准，与人当前的站、坐、卧等姿势无关，其命名都是以假设人以人体解剖学标准姿势（详见17~20页）站立为前提的。注意不要将方位术语与关节运动的术语混淆。

解剖学方位术语

方位	定义	应用举例
Anterior 前	朝向人体正面、属于人体正面	胸肌位于人体前面
Posterior 后	朝向人体背面、属于人体背面	腓肠肌位于小腿后面
Superior 上	在另一人体结构之上、朝向头部	膝部在脚踝以上
Inferior 下	在另一人体结构之下，朝向足部	臀部在肩部以下
Lateral 外侧	远离人体正中线，在外部、朝向外部	桡骨在尺骨外侧
Medial 内侧	朝向人体正中线，属于人体正中线或人体中心	胫骨在腓骨内侧
Proximal 近侧	最靠近躯干、在肢体根部，有时指肌肉的起点	肩关节在肘关节近侧
Distal 远侧	远离人体正中线、人体中心，或远离肢体根部，有时指远离肌肉起点的某处	膝关节在髋关节远侧
Superficial 浅	相较于其他人体结构更加贴近人体表面	腹直肌是腹壁中位置最浅的肌肉
Deep 深	相较于其他人体结构向身体内部方向更加远离人体表面	腹横肌是腹壁中位置最深的肌肉
Prone 俯卧	脸朝下趴着	眼镜蛇式训练以俯卧姿势开始
Supine 仰卧	脸朝上躺着	仰卧推举训练以仰卧姿势开始

关节运动

为了分析一个复杂的训练项目，我们必须知道和理解运动（了解有哪些关节参与运动及其如何运动）。本书已经将运动中的关节进行了鉴别，掌握这部分内容会有助于您进行运动分析。

关节种类

关节中存在不动关节和半活动关节，不动关节不允许关节有所活动，半活动关节则允许关节发生活动。例如，颅骨上的各个骨骼之间通过骨缝形成不动关节，而在脊柱与骨盆之间，骶髂关节（sacroiliac，"sacro-"源自sarum骶骨，"iliac"意为髂嵴）则是半活动关节，可以进行小限度的运动。

还有一种关节被称为滑膜关节，其运动形式由关节的具体形状、尺寸和结构决定。

滑膜关节是人体中最常见的关节。在关节周围包裹着关节囊，受到关节运动的刺激，关节囊的内膜可以分泌具有润滑作用的滑液。典型的滑膜关节包括肩关节、膝关节、髋关节、踝关节、手关节以及椎关节。

关节活动

人体进行一项运动时，比如举重或跑步，在神经刺激与肌肉收缩的双重作用下，使滑膜关节得以运动。

例如，在做硬拉（详见127页）时，人体重心逐渐远离地面，由于肌肉跨关节收缩引起关节伸展，而使踝关节、膝关节和髋关节的角度增大。

关节运动命名

人体主要关节的大部分运动都有通用的名称，但是也有一些运动只发生在特定的关节。

大部分关节运动发生在相似的解剖学运动平面内。例如，肩关节、髋关节和膝关节的屈曲都发生在矢状面（详见19页）内。这能让了解关节运动和进行运动分析更加容易，也更有条理。

下页的表格中，表格上方列出了常见的关节运动，下方给出了只发生在特定关节的运动。

严格来说，在命名关节运动时，仅以肢体或身体部位名称加运动形式的组合是不准确的。例如"腿伸展"，这种命名无法清晰地表达运动究竟发生在膝关节、髋关节还是踝关节。应当习惯以关节名称加运动形式的命名，例如肘关节屈曲、髋关节伸展、脊柱旋转、肩胛上提（也许只有躯干的运动的命名是例外，因为这种全身性的运动需要所有的椎关节共同参与）。

通常，运动总是成对出现的，就是说，每一个运动之后都会伴随另一个运动使肢体回到起始状态。最典型的几对运动有屈曲与伸展、外展与内收、旋内与旋外、前伸与后缩、上提与下降。

要牢记，所有运动的命名都是假设人体处于标准的人体解剖学姿势（详见15页）。因此"肘关节屈曲"这一动作的名称与人体当前是站、是坐还是仰卧是无关的。

主要的关节运动

一般运动	运动平面	运动描述
外展	冠状面	远离人体正中线的运动
内收	冠状面	靠近人体正中线的运动
屈曲	矢状面	两部分结构之间的角度减小
伸展	矢状面	两部分结构之间的角度增大
旋内（内旋）	水平面	骨骼绕纵轴向人体正中线旋转
旋外（外旋）	水平面	骨骼绕纵轴远离人体正中线旋转
环转	所有运动平面	肩关节或髋关节完整的圆周运动
特殊运动		
1. 踝关节运动		
跖屈	矢状面	足尖下垂，足背远离小腿方向
背屈	矢状面	足尖屈向小腿方向
2. 前臂运动（桡尺关节）		
旋前	水平面	以前臂为轴，将手掌向人体内侧旋转。
旋后	水平面	以前臂为轴，将手掌向人体外侧旋转。
3. 肩胛运动		
下降	冠状面	肩胛骨向下运动，如压肩，使肩胛骨下压
上提	冠状面	肩胛骨向上运动，如耸肩，使肩胛骨上抬
外展（前伸）	水平面	令肩胛骨远离脊柱
内收（后缩）	水平面	令肩胛骨靠近脊柱
向下旋转	冠状面	肩胛骨旋转向下，是肩胛向上旋转的恢复动作
向上旋转	冠状面	肩胛骨向下旋转，肩胛骨下角向上、向外运动
4. 肩关节运动		
水平外展/伸展	水平面	上臂打开，远离人体正中线
水平内收/内屈	水平面	上臂闭合，靠近人体正中线
5. 脊柱/躯干运动		
侧屈	冠状面	躯干向远离人体正中线方向运动
	冠状面	冠状面内，躯干回归身体中线
6. 腕关节运动		
尺侧屈	冠状面	人体解剖学姿势基础上，手向人体正中线运动
桡侧屈	冠状面	人体解剖学姿势基础上，手远离人体正中线

关节运动

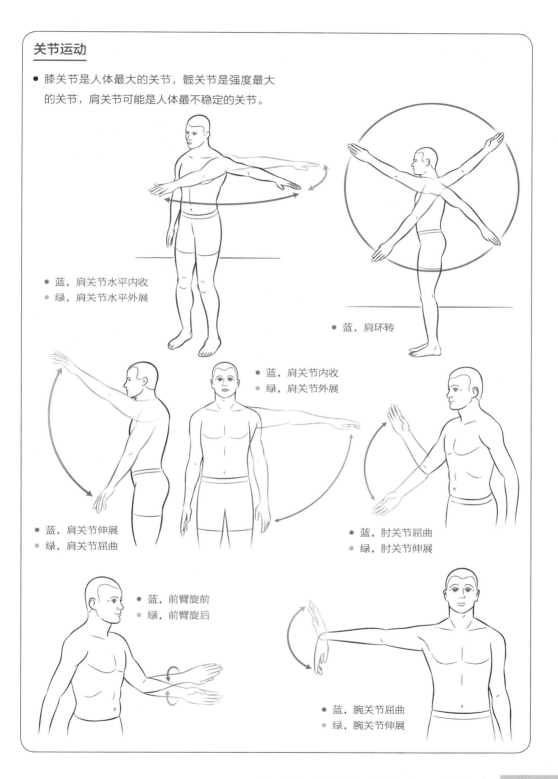

- 膝关节是人体最大的关节，髋关节是强度最大的关节，肩关节可能是人体最不稳定的关节。

- 蓝，肩关节水平内收
- 绿，肩关节水平外展

- 蓝，肩环转

- 蓝，肩关节内收
- 绿，肩关节外展

- 蓝，肩关节伸展
- 绿，肩关节屈曲

- 蓝，肘关节屈曲
- 绿，肘关节伸展

- 蓝，前臂旋前
- 绿，前臂旋后

- 蓝，腕关节屈曲
- 绿，腕关节伸展

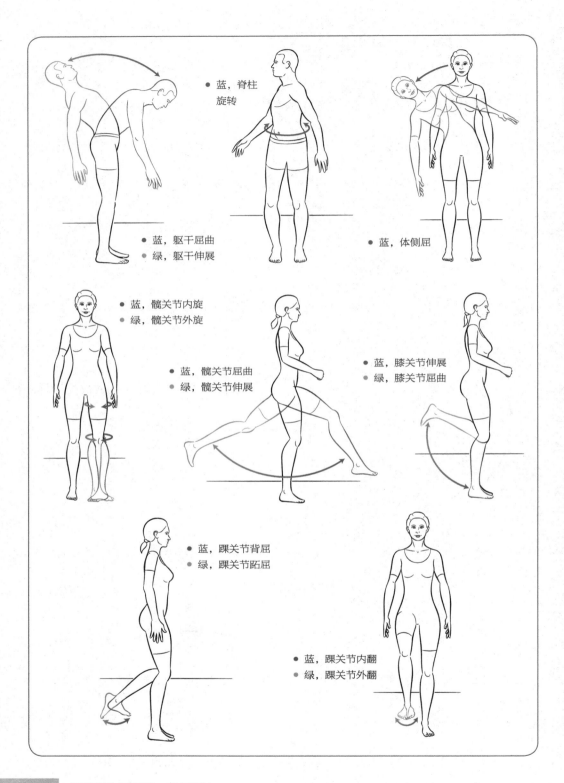

- 蓝，脊柱旋转

- 蓝，躯干屈曲
- 绿，躯干伸展

- 蓝，体侧屈

- 蓝，髋关节内旋
- 绿，髋关节外旋

- 蓝，髋关节屈曲
- 绿，髋关节伸展

- 蓝，膝关节伸展
- 绿，膝关节屈曲

- 蓝，踝关节背屈
- 绿，踝关节跖屈

- 蓝，踝关节内翻
- 绿，踝关节外翻

损伤的分类

扭伤

扭伤的实质是韧带部分或完全撕裂。当关节发生超出正常范围的运动就会造成扭伤。严重的扭伤常常伴有骨折和脱位的发生，一旦怀疑发生了严重的扭伤，应该立刻寻求医疗帮助，并拍摄X线照片。由于韧带处血管较少（即血液供应较少），韧带损伤的康复较肌肉组织的康复而言往往需要更多的时间。这是因为缺少血液的供应，营养物质难以输送到伤口位置，帮助伤口愈合。同时，代谢废物也较难排出。相对于拉伤而言，扭伤的肿胀现象出现的较为缓慢，通常在扭伤几个小时之后才会出现，而拉伤则只需要几分钟。

- **一级扭伤**，韧带轻微撕裂，可感到中等局部疼痛且可见轻微肿胀和肌肉痉挛，关节功能受影响较小。通过正确的治疗和护理，一级扭伤的康复一般需要2~3周。
- **二级扭伤**，韧带纤维局部撕裂较为严重，在负重、压力测试甚至不活动时会有疼痛感。此类扭伤会导致部分功能丧失，且出现的肿胀较大，二级扭伤的康复需要3~6周。
- **三级扭伤**，韧带纤维完全断裂，痛感强烈，功能严重受损，关节稳定性丧失和肌肉痉挛。关节周围迅速出现肿胀现象，扭伤突发时可能会有声响。三级扭伤的康复需要3~4个月，如果进行手术则会需要更多时间。

拉伤

肌肉拉伤是肌肉或肌腱在运动中急剧收缩或过度牵拉引起的损伤，通常发生在肌肉与肌腱的结合处。肌肉拉伤经常发生在举重、爆发性运动、快速运动、肌肉疲劳或神经疲劳时。因此，拉伤在运动或训练接近尾声时最常出现。此外，撞击和压迫也可以导致肌肉拉伤。如果运动员在运动前的热身不够充分，发生肌肉拉伤的概率会大大增加。由于肌肉和肌腱处的血液供应多于韧带处，肌肉处的血液供应又多于肌腱处，因此，肌肉处的拉伤比肌腱处的拉伤愈合更快，而肌腱拉伤则比韧带拉伤愈合更快。

- **一级拉伤**，肌纤维轻微部分撕裂，对功能会有显著的影响，高强度运动时更为明显。在压迫或伸展时有轻度到中度的疼痛感，肌肉有可能会绷紧，肌肉力量也可能会减弱，触诊会感觉到出现肿胀现象，且有触痛。一级拉伤可能很快就会康复。
- **二级拉伤**，韧带纤维严重部分撕裂，功能受损程度较大，压迫、伸展或触诊时有中度到强烈的疼痛感。肌肉力量将会减弱，伤处及伤处周围的肌肉可能会出现痉挛。出现中度到严重的肿胀现象，功能将严重受损。通过合理的治疗，二级拉伤的康复需要3~6周。

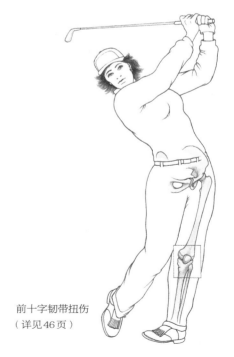

前十字韧带扭伤
（详见46页）

- **三级拉伤**，肌肉纤维完全断裂，通常是由于肌肉严重地过度拉伸或进行了强力的收缩。奥运会举重运动员、健美运动员、田径短跑运动员有较大的风险会发生这类损伤。三级拉伤的标志及症状包括局部及周边有强烈的疼痛感、功能完全丧失、无力、明显的肿胀现象、周边肌肉痉挛、肌纤维明显聚集成束。三级拉伤通常需要进行外科手术，并且需要2~3个月甚至更长时间来恢复。

应力性骨折

应力性骨折是由于骨骼受到重复的应力作用，使骨骼上出现了小的骨裂或骨折。长跑运动员里程数增加过快就很容易发生应力性骨折，且通常发生在胫骨、第四或第五跖骨上。足球运动员、板球运动员、投掷项目运动员、芭蕾舞演员和许多健身教练都很容易发生应力性骨折。

应力性骨折的标志是有轻微的疼痛感、局部压痛、肿胀；活动时疼痛感增加，休息时疼痛感降低；随着负重的增加，痛感出现较早。这些症状在初期时可能并不明显，但是会逐渐加重，疼痛感会越来越明显和强烈。

应力性骨折分为疲劳性骨折和机能不全性骨折。疲劳性骨折是在正常骨骼上作用应力或过度使用导致的骨折；而机能不全性骨折则是正常的应力作用在非正常的骨骼上导致的骨折。

肌腱炎

此类损伤被定义为肌腱的一种炎症。重复地拉伸和超负荷运动会使胶原纤维的交联结构解体，导致轻微撕裂，进而发生肌腱炎。肌腱炎的发生可能是由紧绷的肌肉与骨骼、韧带或支持带摩擦所导致，例如外部摩擦（如鞋与脚之间的摩擦）、扭转、剪切等。

由于肌腱处血液的供应相对缺乏，肌腱炎的愈合比较缓慢。肌腱炎的标志和症状有疼痛、压痛和肌肉力量减弱。这些症状通常出现在关节附近，症状会随着活动的进行不断加重，因为缺乏静脉回流可以导致炎症期长和疼痛物质堆积。疼痛可能会在运动时有所减轻，但休息时则会加重。

腱鞘炎，也被称为狭窄性腱鞘炎或肌腱周围炎，是包裹在肌腱外的肌腱鞘发生的炎症。腱鞘炎的症状是运动时有捻发音（摩擦声或噼啪声）、肌腱增厚、肌腱鞘内纤维化粘连。腱鞘炎多发生在腕关节和踝关节。

组织愈合时间

一级拉伤	二级拉伤	三级拉伤
几天	3~6周	2~3个月以上

一级扭伤	二级扭伤	三级扭伤
2~3周	3~6周	3~4个月以上

骨折	过劳性损伤	
3~20周	6周~6个月	

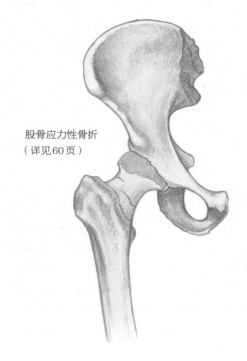

股骨应力性骨折
（详见60页）

近几年，"姿势"已经成为一个流行词。然而正确姿势的重要性和理论往往被人误解。姿势的定义有很多，比如"让肌肉与骨骼系统功能高效运转的位置"（摩谢·费登奎斯）。此外，姿势还可以分为两大类——静态姿势和动态姿势。

静态姿势

静态姿势的定义是"人体在休息时的坐姿、站姿或卧姿"，这意味着如果运动前你的静止姿势不标准，运动时的姿势也极有可能不标准。因此，静态姿势带来的影响将会在运动时体现出来。

动态姿势

动态姿势的定义是"在空间内任何时间、任何运动平面组合中保持最佳瞬时旋转轴的能力"。

做一个简单的类比，可以将脊柱作为一个旋转轴（如同曲轴），将手臂视为旋转轴运动的表达工具。如果脊柱出现了问题，出现非常夸张的弯曲，那么脊柱转动能力会大大降低。如果脊柱的呈良好的直线状态，在做出动作时的效率会更加高效，从而大大降低损伤的风险。

最理想的姿势是让关节周围的肌肉保持平衡状态。好的"肌肉平衡"意味着肌肉的长度和张力保持在最佳或者正常的范围内。而如果关节一侧的肌肉绷紧，另一侧的肌肉（对抗肌）力量相对薄弱，就会形成不平衡的肌肉，运动时会让关节偏离最佳旋转轴，造成关节过度磨损甚至产生撕裂，在体育运动中大大增加受伤的可能性。

关于如何保持最佳姿势和肌肉平衡的教学本书不再赘述，建议读者听取有关专家的意见。优化运动姿势、达到肌肉平衡一直都是康复训练计划的重要目标。

姿势与调整

地球对人施加的重力作用在人体各部分，其方向指向地球的中心。

站立时，人体的一些部分，如踝关节、膝关节、髋关节、耳朵呈一条直线时，就是人体的中立位。为了以最省力的方式来对抗地球的重力，人体也需要达到前后的平衡、左右的平衡。人体越是偏离中立位，为了对抗重力所需要做出的努力越大。对于大多数运动员，不正确的姿势不仅会增加受伤的风险，也会浪费珍贵的体力，影响比赛的输赢。

在中立位，骨盆的位置与耻骨支、髂前上棘竖向对齐。如果将骨盆视为一盆水，以这个姿势水不会洒出。如果骨盆向前或向后倾斜，水就会从前端或后端倾倒出来。

在进行体育运动时，身体以各种姿势运动，比如，当进行硬拉或弓步时，重力将持续作用于身体，平衡的临界点转移，我们需要更努力地保持平衡与调整姿势。尽管平衡的姿势有所转变，在进行诸如举重或爆发式跳跃等运动时，让脊柱保持笔直状态同样十分重要。在进行硬拉或跳跃等运动时，想保持脊柱笔直，需要让耳朵、肩膀、骨盆与髋部呈一条直线，但并非必须保持竖直。

无论进行何种运动，如果姿势的调整和控制不当，都可能发生补偿性运动，进而影响动作完成的质量，降低效率，甚至危害人身安全。这就意味着，运动时运用的关节、关节的运动方式、动作的幅度以及运动涉及的稳定肌群和活动肌群都会偏离预想的状态，会大大增加受伤的可能性。

关于运动前后是否应该进行肢体伸展、在健身与竞赛前应当如何进行热身运动一直存在较大争议。

有些证据表明，在运动之前进行拉伸非但没有好处，反而会影响发挥。这样的论断是有一定的道理的。

然而，每个观点在应用到每个具体案例中时都应谨慎对待，正如23页提到的那样，肌肉的平衡与姿势的调整能将身体调整到最佳状态，并降低受伤风险。所以笔者想问的是，你是否想在肌肉紧绷、肌肉平衡不佳的状态下进行训练时或比赛，答案显然是否定的！

在康复训练计划的康复阶段、矫正阶段或是基础训练阶段时，会用改良过的活动与拉伸运动来伸展身体中短小、紧绷或易化的肌肉，通常是那些强直性肌肉，但每个人需要进行活动和拉伸运动的肌肉是不同的。有个简单的方法可以分辨出这些肌肉，就是对每块肌肉都进行拉伸，如果某处肌肉感觉到紧绷或不适，就将这块肌肉加入你的活动与伸展运动中。有条件的话，你可以让资深的专业人士，如物理治疗师或是体能教练，对你的身体状态进行全面的评估。

提前进行活动与拉伸运动，会增加肌肉的活动幅度，加强对抗肌的力量，使对抗肌脱离抑制状态，处于最佳状态。

随着训练的强度的增加，进行强度、力量与速度达到极限的训练时，这种预拉伸就变成了不利的训练。因为如果肌肉被拉伸至其正常幅度之外，刺激肌肉活动的神经冲动会降低，意味着肌肉产生的力量会减小。

在进行力量和速度达到极限运动和竞赛水平的运动时，应该预先进行伸展和热身，这起着至关重要的作用——可以让运动时需要调动的身体各个系统做好准备，以在比赛中达到最佳状态。通过预热各个系统，可以让你在发挥最好水平的同时，使受伤的风险最小化。受伤的可能性会减小是因为肌肉预热之后，组织粘性降低，活动幅度增加，在快速的变速运动过程中不易发生拉伤。

在运动前，应当分析运动项目或训练的运动形式，采用能够最大限度模仿那些运动形式的热身训练。

热身训练应该由缓和的动作开始，随着热身的进行逐步增加速度，直到接近运动项目的实际速度。在热身结束时，应该达到微微出汗的程度，但不能过度，否则会浪费体力。

如果进行的是快速运动的训练，也应该进行矫正性的活动和拉伸运动。唯一的不同是，调动和拉伸运动可以作为运动后的放松（冷却）运动或睡前运动，这会消除肌肉中的代谢废物。大量的实例研究表明，以拉伸作为运动后的冷却运动可以缓解肌肉的疼痛感。

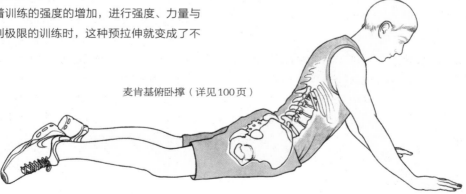

麦肯基俯卧撑（详见100页）

恢复

为了提高身体性能，在进行训练时应当让运动量超过身体现有的能力。为了达到这个目的，需要先了解SAID原则。SAID原则是"对施加的要求有专一适应性"的简称，其含义可举例表示为如果想在举重中变得更强壮，就需要去举起超过身体现有能力的重物；如果想增加跑步时的耐力，就需要跑得比现在身体所能接受的路程更远。

这就需要运动员更加努力地进行训练，使运动量超出平时训练的强度，让身体逐步适应过度的压力。所以，如果不断地举起更重的东西，你的身体就会慢慢适应这种压力，例如会增强神经对肌肉的控制力，使肌肉增大。但是这种适应需要具备充分的条件，如下所示。

- 充足的休息和睡眠
- 最小的压力（生理、精神和情绪）
- 荷尔蒙旺盛
- 良好的营养状况

在良好的条件下，身体组织会逐渐适应训练带来的疲劳，增强运动素质。

为了保证损伤得到充分的恢复，应当对训练和恢复的情况持续地进行记录，内容应包括训练项目的全部细节、肌肉疼痛的程度、精力与疲劳情况、维持技术性动作的能力和期望的发挥水平，还有体重、食欲、静息心率、睡眠情况、训练积极性、注意力集中水平以及自信心。过度训练的表现如下。

- 静息心率高于或低于正常值5次以上（基础项）。
- 无缘由的体重降低3%以上
- 食欲减退
- 连续两天或两天以上睡眠质量不好
- 肌肉酸痛、骨骼酸痛或关节痛
- 对训练积极性不高，态度不好，缺乏自信

所以，要想得到最高效的恢复应该如何做？

- 吃高质量的、符合自己代谢类型的有机食品。

有机食品相较于非有机食品而言有更多的营养价值，可以给身体提供恢复所需的基础材料。根据自己的代谢类型进食（详见141页）可以让细胞的功能（包括再生功能）达到最佳状态。食物为身体各部分结构提供了基础材料。一旦食物质量不好，营养元素的分配不均衡，体内的肌肉、结缔组织和骨骼都将受到影响。

- 保持体内水分充足。

对大部分运动员而言，每一千克体重需要约0.03升（1.01盎司）的水分。例如，一个50千克（110磅）的女性，每天至少需要摄入1.5升水分。人体内每时每刻都在进行着成千上万的生物化学反应，都需要充足的水分以提供反应条件。

- 保证充足的睡眠。

足够的睡眠即每夜保证睡足8~9个小时，对于许多高水平的运动员来说，可能需要9~10小时。入睡的时间也非常重要——人体内荷尔蒙产生的峰值发生在夜里9:30—10:30，因此，如果想让损伤的恢复更加高效，在10:00—10:30入睡是非常重要的。我们的内分泌系统与太阳的运动（日出与日落）息息相关，晚睡晚起并不能补偿前一晚少分泌的荷尔蒙。要尽量在完全黑暗的房间入睡，房间里的灯光会促进应激激素的产生，而应激激素会抑制生长激素的产生。

- 消极休息是指在休息期间完全不进行体育活动。在一个艰苦的训练周期之后、为运动的高峰做准备或是在静息心率高于正常值5次以上时，一次消极休息是很有必要的。积极休息是指在训练时采用相比于正常训练时低的强度，或是进行与运动项目形式或正常训练日程不同的训练形式。积极休息通常用来在赛后帮助运动员消除肌肉中的代谢废物。无论从生理角度，还是从心理或情绪角度考虑，适当的休息都是至关重要的。运动员每周应至少休息一天。

赛后或训练后的恢复应包括以下内容。

- 冷却。通常用低强度的训练，如轻度地慢跑、游泳或骑单车，来清除肌肉组织中的代谢废物。
- 用优质的矿泉水补充流失的水分。
- 吃含有蛋白质、脂肪和碳水化合物的食物或小吃补充消耗的营养物质。吃碳水化合物含量高于正常餐10%~15%的食物，可以帮助身体补充肌糖原，促进肌肉组织的再生。
- 冰浴或冷热水交替浴可以减轻组织损伤的炎症，帮助排除代谢废物。
- 运动按摩可以帮助身体排除代谢废物，放松肌肉，缓解肌肉紧张和肌肉疼痛，增强消化功能。

建议每周进行1~2次运动按摩。

- 睡前进行冥想可以帮助身体刺激产生荷尔蒙，修复肌肉组织，促进组织再生。
- 为了预防肌肉缩短，避免运动肌肉失衡，应进行伸展运动。伸展运动应在运动后4小时进行，因为代谢废物会在运动后的4小时内持续产生。注意，在做伸展运动的时候，只能对绷紧或感觉到到疲劳的肌肉进行拉伸，因此对自身肌肉平衡的理解非常重要。

运动后，如果肌肉没有得到充分的恢复，会大大增加发生损伤的概率。

训练与恢复日志

姓名：　　　　　　　　　　　　　　第　周

	第1天	第2天	第3天	第4天	第5天	第6天	第7天
静息心率（次/分）							
晨起时间							
精神是否充沛	是/否	是/否	是/否	是/否	是/否	是/否	是/否
入睡时间							
早餐							
上午加餐							
午餐							
下午加餐							
晚餐							
晚上加餐							
训练1 强度及运动量	H/M/L	H/M/L	H/M/L	H/M/L	H/M/L	H/M/L	H/M/L
训练2 强度及运动量	H/M/L	H/M/L	H/M/L	H/M/L	H/M/L	H/M/L	H/M/L
体重	千克	千克	千克	千克	千克	千克	千克
精力水平	/10	/10	/10	/10	/10	/10	/10
肌肉疼痛程度	/10	/10	/10	/10	/10	/10	/10
关节疼痛程度	/10	/10	/10	/10	/10	/10	/10
训练态度	/10	/10	/10	/10	/10	/10	/10
训练积极性	/10	/10	/10	/10	/10	/10	/10
训练信心	/10	/10	/10	/10	/10	/10	/10

要点：静息心率（Rest heart rate）要在睡前测量
训练：分三个等级记录运动强度：H=高，M=中，L=低
　　　分三个等级记录运动量：H=高，M=中，L=低
　　　体重要在如厕后及吃饭前测量

长期损伤的康复
组织愈合

组织愈合分为三个阶段：急性炎症期、细胞增殖期以及重塑期。

急性炎症期是对损伤的初期反应，在这个阶段会出现红肿、发热、疼痛和功能受损。红肿是由于毛细血管破裂出血、局部血管舒张、组织胺与其他化学物质或体液流入胞间隙导致血管渗透性增强。受伤部位组织压力增大、痛觉感受器受到刺激，受伤区域会变得疼痛且脆弱。为了保护受伤部位，避免损伤加重，疼痛与肿胀会抑制受伤部位正常的活动和功能。在急性炎症期的目标是减轻炎症，这个阶段会持续3~5天。

细胞增殖期是早期的恢复阶段，身体结构开始初步恢复。毛细血管与淋巴组织协同合作加快血液循环与引流。结缔组织会释放一种特殊的细胞——成纤维母细胞，成纤维母细胞会产生新的基质、胶原蛋白前体、弹性纤维和网状纤维。

胶原蛋白是骨骼、韧带、软骨、肌腱、皮肤以及瘢痕组织的主要成分，在受伤之后5天左右，开始形成纤维状的结缔组织，但仍然十分脆弱，容易再次受到损伤。接下来的3~4周，随着毛细管网的减少，胶原纤维内交叉链接的形成，伤口局部抗拉力的强度逐渐增强.

这个阶段，可以在没有疼痛感的前提下尝试活动，但应尽量避免受伤部位用力过度。细胞增殖期会持续2~5周。

重塑期（也被称为成熟期）是指新生的组织结构渐渐完善，力量增强。在恢复良好的情况下，胶原纤维由随机排列状态变为更为有序地沿着在正常活动和恢复运动中外力的作用方向排列。在此阶段，创伤部位在活动、拉伸、本体感觉、力量与爆发力等方面得到进一步的恢复，为以后继续进行剧烈的体育活动做好准备。这个阶段通常需要几个月的时间。

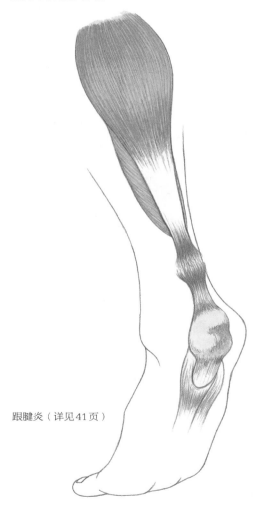

跟腱炎（详见41页）

各组织愈合阶段的恢复

以一个网球运动员的急性踝关节损伤为例，让我们为他制定一份康复训练计划。

急性炎症期

- 如果发生的是踝关节三级扭伤，在踝关节损之后24~28小时，每2个小时应当遵循RICE原则进行10~20分钟处理，其中RICE原则指Rest（休息）、Ice（冰敷）、Compression（加压包扎）和Elevation（抬高患肢）。
- 食用抗炎食物和补品，避免食用会引发炎症的食物。

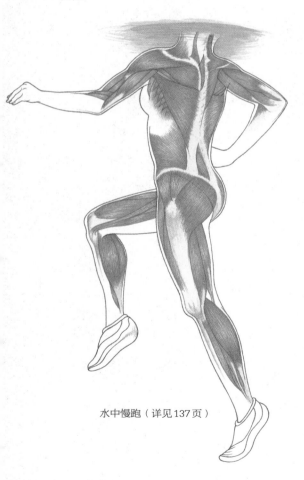

水中慢跑（详见137页）

- 医生可能会开一些消炎或缓解疼痛的药物、顺势疗法的药膏或注射剂。在用这些药物时应谨慎，一些消炎药物可以引起肠道的炎症反应，并通过内脏 - 躯体反射抑制腹部肌肉组织，让腰椎骨盆区域更加不稳定，增加未来的损伤风险。

细胞增殖期

如有必要，继续进行踝关节的RICE治疗，如果炎症减退，尝试以下步骤。

- 在没有疼痛感的前提下，可以让踝关节进行被动活动。
- 如无不适，可以慢慢进行承重活动。
- 对踝关节进行轻缓的运动按摩。
- 针对潜在病因（如腰椎骨盆区域的肌肉或下肢）进行治疗。
- 如果伤情允许，进行上肢以及未受影响的腿的强化训练，比如灵活性训练或耐力训练。这时，一些必要的绷带绑扎或贴扎可能会起到帮助作用。

重塑期

上一阶段持续3~5周后，就可以逐渐尝试更多的治疗和活动，如下所示。

- 可以进行温度更高的治疗方式，如蒸汽浴、热敷、冷热水交替浴等。
- 可以对踝关节更进一步地进行治疗性按摩（揉捏法、摩擦法、软组织放松术、局部放松术，神经肌肉按摩疗法、肌肉能量技术）。
- 可以引入水疗法，即在水池中行走或慢跑。
- 可以进行踝关节伸展训练。
- 可以用平衡板、平衡垫或BOSU®球进行本体感觉训练和平衡训练。
- 可以进行力量训练，从肌肉等长收缩训练开始，逐渐进行肌肉向心收缩训练，再进行肌肉离心收缩训练。

- （在此案例中）适当的绷带绑扎会起到帮助作用。

在重塑期的最后阶段和进行比赛前的时间段，运动员应进行灵活性训练、稳定性训练、力量训练和爆发力训练。这些训练可以保障康复末期的效果，防止踝关节损伤的再次发生，避免在身体的其他部位发生后续的补偿性损伤。这些训练可能会包括一些闭链运动，如冲刺、蹲起、硬拉、推拉或旋转缆绳，逐渐让腿更多地参与到运动中去。

当进行了足够的力量训练，就可以逐渐进行举重、跳蹲、弓步跳和动态的实心球训练等训练以增强身体的爆发力。随后可以开始回到网球运动中，逐渐增加打网球的频率、持续时间和强度，直至达到比赛水平。

急症护理——RICE 原则

急性损伤应用RICE原则立刻进行治疗，即Rest（休息）、Ice（冰敷）、Compression（加压包扎）和Elevation（抬高患肢）。

Rest（休息），指应停止一切活动以避免更进一步损伤和出血。休息时，可以在不发生更进一步损伤的前提下，先将受伤部位归位到起始状态。在此期间，受伤部位不可以承重，通常要求伤者坐着或躺着。受伤部位在48小时以内不允许抵抗外力，以限制瘢痕组织的增生。

Ice（冰敷），指应用布包好冰块敷在受伤部位（而不是让冰块直接与着皮肤接触）来减缓和冷却流向受伤部位的血液，以减轻炎症。实践表明，冰块同样有缓解疼痛的作用，可以减轻伤痛带来的肌肉痉挛和肌肉紧张。损伤发生后，应尽快对伤口进行冰敷处理，直到受伤部位感觉麻木。

在冰敷结束后，受伤部位的皮肤的颜色应比较苍白，如果该区域皮肤颜色变红，说明冰敷时间过长。受伤后，我们希望阻止血液流向受伤部位，而冰敷时间太久就会适得其反，使流向受伤部位的血液增多，这极有可能引发更严重的炎症。比如腕关节只需要5分钟的冰敷，而大腿则需要差不多20分钟。移开冰块后，应等待受伤处温度回到正常体温后再开始第二次冰敷。在受伤之后的一周内，都可以进行上述冰敷处理。

Compression（加压包扎），指在损伤发生后，应尽快对受伤部位进行加压包扎，压迫血管止血，尽量减少患部出血。包扎时应将一块硬物垫在绷带下，压住伤口。不可以对肢体的周围都进行压迫，那样会阻塞血液流入肢体。加压包扎可以保持几天的时间。

Elevation（抬高患肢），指将患部抬高至躯干高度以上。这会帮助肿胀流动，远离受伤部位。任何受伤的肢体都应将其支撑起来抬高。患肢抬高的时间应尽可能地多，直到肿胀消除。

寻找损伤病因

当身体的某部分发生损伤后，人们通常会将所有治疗的注意力集中在伤病处。然而，虽然在急性炎症期这样做非常重要，但随着组织愈合进入重塑期，这样将精力完全集中在伤病处就没有必要了，而且会浪费时间和精力。

设想这样的一个情景：你正在划一艘船，船上出现了一个漏洞，如果什么都不做，船就会沉下去。你会选择不断地将水排出船外，还是将漏洞堵住，阻止水涌入呢？

不断排水，只是治标的做法，而堵住船上的洞才是治本。在损伤的初期，我们需要通过治标的方法来止血、缓解伤痛、防止损伤恶化，而随着治疗的深入，我们也需要了解损伤的致病因素，以保证将来不会出现错误的补偿性运动让损伤再次发生，或引起新的损伤。

为了查明损伤的病因，多年以来，笔者一直在使用Paul Chek教授的（CHEK机构创始人）一个关于生命生存的柱状模型（见右图）。

这一柱状模型按照各个系统对人类得以生存的重要性来对这些系统进行排序。每个在下方的系统都有可能为了保证上面的系统做出牺牲，以确保人类的生存。

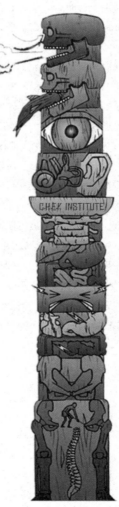

©CHEK institute, 2010

这些系统的顺序如下。

1 呼吸

2 咀嚼

3 视觉

4 前庭（有维持平衡和空间感知的功能）

5 颈椎

6 内脏（身体内部器官）

7 情感与压力

8 骨盆带

9 附属关节

可以简单了解一下这些系统，"呼吸"处于顶部，因为人类只要3分钟不吸入氧气，脑细胞就会开始死亡。因此，人体会不惜一切代价来确保呼吸作用的进行。以下原因会导致鼻腔通道阻塞，影响呼吸作用。

● 鼻道较短

● 鼻塞（通常由食物过敏引起）

● 脸部创伤

本书不再详细介绍这一柱状模型。然而笔者可以向读者声明曾见过由上颈椎错位引起的膝部损伤，以及由食物过敏导致的踝关节扭伤。问题在于，必须理解人体的各个系统是相互联系的，虽然很多时候这种联系并不明显。找到损伤的病因进行补救是非常必要的！

康复末期

将康复训练从急性损伤阶段到康复末期划分为4个训练阶段，并按照从下到上的顺序依次填入金字塔图形。在参加比赛前之前，伤者要想获得最好的恢复效果，并防止损伤再次发生，一定要按部就班地进行各个阶段的训练。多年以来，笔者一直对负责的病人以和客户说，"培养一个强健、稳定、高效的体格就像建造一座摩天大楼"。

在建造任何建筑之前，都要先打好基础。同样地，想将自己的身体锻炼得运动速度更快也应如此。建筑物要禁得住地震、恶劣的天气以及其他无法预知的外力。让身体快速地运动就类似于让建筑经受一场地震，要承受得住施加的外力，不会倒下。

无论什么样的建筑，其基础越稳定牢固，建筑物就越能建造得高大和坚固。对于运动员来说也是如此。因此，我们要将身体的基础打好。所谓"根深而枝叶茂"说的就是这个道理。所以，在开始进行高强度、强爆发力与高速度的运动之前，要将身体基础打好，让身体更加灵活和稳定。

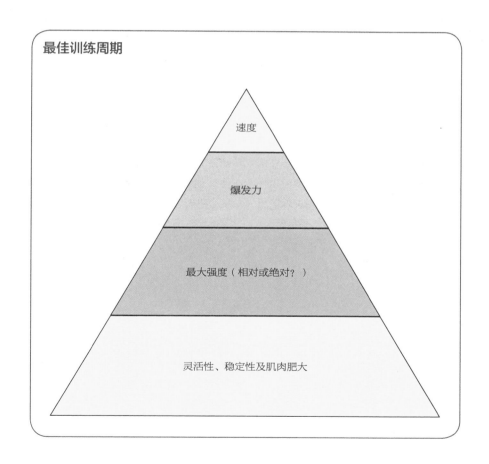

最佳训练周期

速度

爆发力

最大强度（相对或绝对？）

灵活性、稳定性及肌肉肥大

核心肌群解剖

近几年，在运动与康复领域，"核心肌群"是一个高热度词汇。然而很多人提到核心肌群时仅仅指腹肌或后腰。事实上核心肌群不是一个可以顾名思义的词——它包括内核心和外核心。

内核心

核心肌群的内核心肌肉包括多裂肌、盆底肌、腹横肌和膈肌。在肋骨底部到骨盆的区域，这些肌肉组成了一个类似圆柱形的束腹结构包围着腰椎，并共同协作保持腰椎、骨盆和胸腔稳定。

稳定的腰椎、骨盆和胸腔对预防损伤非常重要，也是让肢体高效运动的基础。内核心越稳定，肢体越能发挥出更大的力量，受伤的风险也越小。

在运动时，内核心肌肉会比更靠近皮肤的肌肉更早收缩，或者说，用以稳定腰椎、骨盆和胸腔的内核心肌肉要优先于外核心肌肉而收缩。例如，研究表明，腹横肌、盆底肌和膈肌在手臂运动中的收缩时间平均早于外核心肌肉30毫秒，在所有方向的腿部运动中的收缩时间平均早于外核心肌肉110毫秒。躯干的外核心肌肉的收缩也晚于内核心肌肉，且外核心肌肉收缩的速度取决于肢体运动的方向。内核心肌肉的特殊之处在于它们独立于外核心肌肉，直接受中枢神经系统的支配。也有实验表明，当一块内核心肌肉收缩时，其他的内核心肌肉也会跟着收缩。这表明这些肌肉处于同一个神经反射回路中。

内核心肌肉可以被疼痛、某些神经反射、感觉-运动失忆、内脏-躯体反射所抑制。一个简单的例子，腹部或腰椎疼痛、缺乏运动或内脏的炎症会导致一些内核心肌肉的活动被抑制，无法正常地收缩，使脊柱缺少了保护，增加了损伤的风险，也导致一些功能被抑制。

在学术界，关于内核心的训练有着许多不同的见解。一些人建议完全不用有意训练内核心，只需要加强腹部所有的肌肉，使其绷紧，就可以让脊柱稳定。这种说法在学术界有一定的认可度，对健康的人来说也确实有帮助。不过，如果内核心肌肉被抑制了，本应由它们来承担的那部分稳定脊柱的功能未能发挥，仅靠绷紧肌肉就不够了。在提起重物时，如果脊柱上的某一段不够稳定，就可能让脊柱不受控制地剪切或扭转，引发严重的损伤。此外，让肌肉紧绷起来后，会限制躯干的扭转能力，而在大多数的体育活动中都需要进行躯干扭转，这样就好比在手刹没有放开的情况下开车，既不灵活，也浪费了很多的能量。

在笔者的临床实践中，CHEK机构的创始人Paul Chek先生教授笔者一种有效的方法：如果内核心肌肉出现了功能障碍，可以将精力有意识地集中在内核心肌肉上，通过孤立动作进行训练（详见115页的四点支撑吸腹）。这项训练能让运动员有意识地收缩内核心肌肉，而不需要考虑其他肌肉的运动。如果该训练进展顺利，可以让外核心肌肉也参与进来。俯卧马步（详见122页）是一项非常有效的训练，能让内脏进行伸展，刺激腹横肌肌梭兴奋，增强腹横肌的收缩能力。此外，标准的俯卧马步姿势还能锻炼腹横肌上更多肌纤维的收缩能力。

最后，运动员在站立时（如果进行的运动是站立的）就可以下意识地通过外核心肌肉将内核心肌肉的收缩运动整合起来。建议运动员在每次运动之后，都完整地做一遍内核心肌肉的训练内容，以保证在下一次执行剧烈的复合动作（详见141页的术语表）时，稳定肌肉不至于太过疲劳。

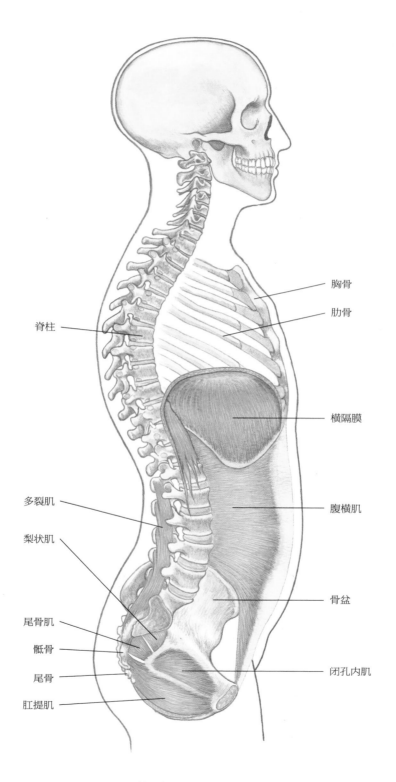

胸骨

肋骨

脊柱

横隔膜

多裂肌

腹横肌

梨状肌

骨盆

尾骨肌

骶骨

尾骨

闭孔内肌

肛提肌

外核心

外核心肌肉由4个系统组成，分别是前斜肌系统、后斜肌系统、外侧肌系统与深层纵向肌系统。外核心肌肉有着稳定内核心肌肉与发生运动两大功能。内核心肌肉是紧张性（稳定作用）的，而外核心肌肉通常是相性位（调动作用）的。

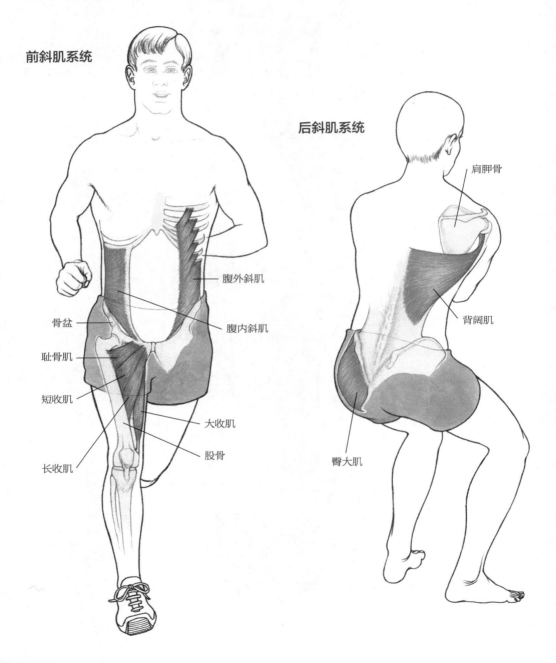

前斜肌系统

腹外斜肌
骨盆
耻骨肌
短收肌
腹内斜肌
大收肌
股骨
长收肌

后斜肌系统

肩胛骨
背阔肌
臀大肌

外核心肌肉各个系统之间协同工作，起到以下作用。

- 在运动中让躯干与骨盆产生扭转。
- 稳定支撑腿以上的躯干，让足跟以最佳姿势落地。
- 在许多运动项目中起到至关重要的作用。
- 在运动的推进阶段驱动身体进行加速。
- 行走时稳定支撑腿的骶髂关节。
- 节省身体能量，提高运动效率。

- 行走时稳定支撑腿以上的躯干。
- 在足跟落地前，通过形状闭合与外力闭合保护支撑腿的骶髂关节。
- 在腿的摆动中减缓髋关节屈曲和膝关节伸展。
- 在足跟落地时稳定足部和脚踝。
- 帮助脊柱旋转，减少运动损耗的能量。

总之，核心肌群的内核心与外核心可以优化人体运动、保证机体发挥良好，同时减少运动损伤。本书并不涉及外核心的训练。

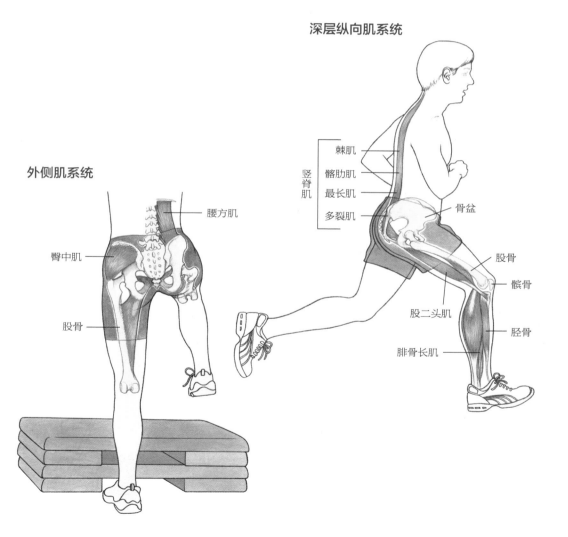

深层纵向肌系统

外侧肌系统

康复训练设计

在设计康复训练前，需要首先考虑以下因素。

训练变量

训练变量是一个训练项目中，在举重或运动时使用的表示身体负荷的参数。训练变量包括速度（节奏）、重复次数以及每组运动间休息时长（通常用其所占一个重复周期总时长的百分比表示）。

首先，力量训练应从强度较低、节奏较慢、休息时间较短的练习开始，首先训练肌肉的等长收缩，再训练向心收缩，最后训练离心收缩。

肌肉力量有所加强后，可以增加训练强度，注意节奏加快的同时应增加休息的时间。

开链运动与闭链运动

在人类的活动和体育运动中，所有的动作可以分为开链运动和闭链运动。

开链运动指当人体的某部分克服外力时，肢体近端固定而远端关节活动。外力可能来自重力、球拍、球、对手或者自身的体重。例如，在做抛球或挥拳的动作时，身体和手臂需要克服来自球体、重力以及空气的阻力，才能挥出拳头或将球抛出。同理，如果进行的运动需要踢球或踢击对手，踢出的腿所做的也是开链运动。

闭链运动指在克服外力时，肢体远端（手掌或脚掌）固定而近端活动的运动。例如，攀岩者会用手臂和腿的力量，在岩石的表面攀升，他们的力量不足以撼动岩石，但可以使自己在岩石表面移动。走路和跑步也是闭链运动。跑步时，起驱动作用的腿支撑在地面，其力量不可能让地面活动，但会推动身体在地面上前进。

进行体育活动前，要先评估运动中的动作是开链运动还是闭链运动，以及各自所占的比例。然后就可以选择合适的训练方法，让身体适应该项体育活动。对大多数的体育活动来说，上肢需主要进行开链运动训练，而下肢主要进行闭链运动训练。

对大多数损伤而言，尤其是下肢和肩部损伤，以闭链运动来进行力量训练是相对安全和高效的做法。

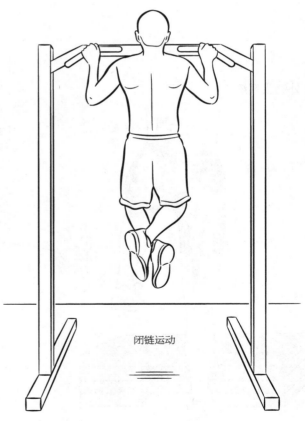

闭链运动

运动平面

在训练时应对进行所有平面的锻炼。大部分损伤都发生在横断面和冠状面，这可能是因为人体矢状面的力量较强，而缺乏横断面和冠状面的锻炼。因此，在训练之前，需要先对体育活动进行分析，再决定各个运动平面的锻炼应如何分配，以适应体育活动。

例如，赛艇运动员的活动主要发生在矢状面。而高尔夫运动员则的运动主要发生在横断面，同时也需要在冠状面和矢状面的稳定性。三个运动平面中的任何一个平面缺乏相应的锻炼，都可能会导致运动员再次受伤。

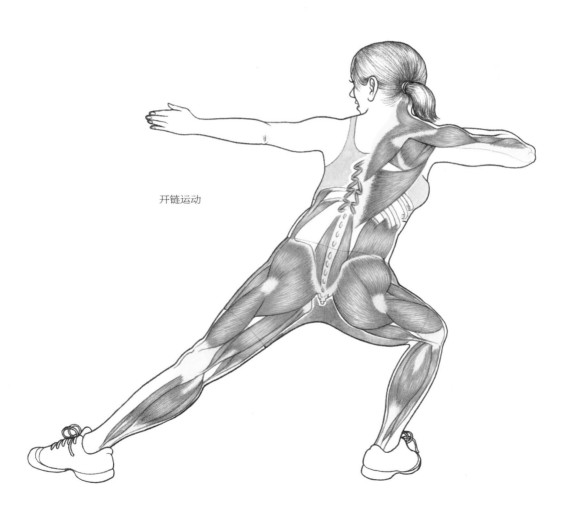

开链运动

第二部分　常见运动损伤

足部损伤

蹞外翻

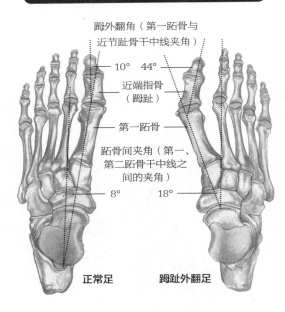

蹞外翻角（第一跖骨与
近节趾骨干中线夹角）

— 10°　44° —

近端指骨
（蹞趾）

第一跖骨 —

跖骨间夹角（第一、
第二跖骨干中线之
间的夹角）

— 8°　18° —

正常足　　蹞趾外翻足

描述

　　事实上，蹞外翻是一种解剖畸形，指蹞趾在第一跖趾关节处向外侧（即第二脚趾方向）偏斜移位。蹞外翻患者常出现蹞囊。蹞囊是指在蹞外翻畸形中出现的明显的内侧突起。但一般情况下这两个名词可互换使用。相比男性患者，女性患者更易出现蹞囊。据报道2003年美国200万人出现蹞囊，大约每51人中就有1人患有蹞囊。

症状

- 蹞外翻最终会导致疼痛及不适。
- 肿块处的皮肤会发红、出现水泡且易被感染。
- 此区域的皮肤下可能出现滑液囊，如果滑液囊出现炎症，将引起患者疼痛。

产生原因

- 穿高跟鞋或者尖头鞋。
- 受累足同侧下肢过度旋前。
- 核心稳定性下降（可能由内脏炎症引起）。
- 下交叉综合征。

治疗方法

- 矫正穿鞋习惯。平时尽量穿着较宽松舒适的鞋子，保证脚趾有足够的活动空间。最好不要穿高跟鞋。
- 进行矫正训练防止受累下肢过度旋前。
- 进行力量训练。力量训练应从肌肉等长收缩训练开始，然后是向心收缩训练，最后增加离心收缩训练。
- 某些严重蹞外翻病例需要进行手术矫正。

锻炼方法

拉伸运动

- 在没有疼痛感的前提下，拉伸所有髋关节、膝关节及踝关节的紧张的肌肉。具体拉伸肌肉因人而异。

强化力量

- 针对以下肌肉进行力量训练：臀大肌、臀中肌、臀小肌、腹横肌和腹外斜肌。

可以参考以下锻炼方式。
- 四点支撑吸腹（详见115页）
- 内收肌拉伸（详见105页）
- 弓步（单腿前蹲）（详见128页）

配合适当恢复管理时所需的恢复时间：手术后3~6个月

跖骨骨折

描述

　　足部一般共5根跖骨，位于后足部跗骨与前足部的近节趾骨之间。跖骨在站立支撑及行走推进过程中都起到重要作用。外伤、过度内旋及过度使用都可能导致跖骨骨折。大多数运动过程中都有可能发生跖骨骨折。

症状

- 患者感到中足部有渐进、持续的严重疼痛。
- 患者由于剧烈疼痛感无法负重。
- 骨折1~2天后可能出现肿胀及淤青。

产生原因

- 碰撞类外伤，比如穿着足球鞋时用足底踢碰可能导致跖骨骨折。
- 跳起后落地时，踝关节扭转导致落地不稳。
- 过度使用，比如长跑运动员过度训练；此时主要累及第二、三或第四跖骨；此类损伤在跑步运动员及体操运动员中常见。
- 受累下肢过度旋前也可能会导致跖骨的应力性损伤。

治疗方法

急性骨折

- 如果怀疑出现跖骨骨折，应尽快就医，接受X线片检查。
- 骨折后24~48小时内，应用RICE方法（详见29页），避免发生进一步损伤，同时加快愈合速度。
- 通常情况下，会给踝关节打上石膏来固定这个区域，同时还会间歇性进行冰敷。
- 第五跖骨基底部骨折时，有时需要进行手术治疗，以加快愈合速度。

急性骨折后

- 缓慢、逐渐增加伤处活动及锻炼强度。应力性骨折还应增加下肢旋前相关肌肉的力量训练。

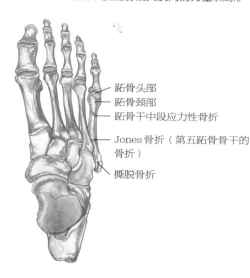

跖骨头部
跖骨颈部
跖骨干中段应力性骨折
Jones骨折（第五跖骨骨干的骨折）
撕脱骨折

锻炼方法

拉伸运动

- 在没有疼痛感的前提下，拉伸踝关节。踝关节拉伸运动越早进行越好，这样才能恢复踝关节的活动范围。

强化力量

- 一旦患者可以负重且炎症反应已经消退，应该针对以下肌肉进行力量训练：臀大肌、臀中肌、臀小肌、腹横肌、腹外斜肌。对这些肌肉进行力量训练可以预防应力性骨折再次发生。

可以参考以下锻炼方式。
- 平衡板深蹲（详见124页）
- 四点支撑吸腹（详见115页）
- 弓步（单腿前蹲）（详见128页）

配合适当恢复管理时所需的恢复时间：6~12周

足底筋膜炎

描述

　　足底筋膜起源于跟骨粗隆，附着于跖骨头及近节趾骨基底部。它是支撑足纵弓的结缔组织，实质为厚纤维带。足底筋膜炎实际上是一种炎症反应，但通常伴有退行性病变，因此可称为足底筋膜炎。这种损伤占美国所有运动损伤的5%~14%。足底筋膜炎不是性别特异性的，在运动员和非运动员中均有发生。

症状

- 患者有疼痛感，起点为跟骨内侧，沿足底筋膜有放射状的疼痛感。
- 患者晨起时，疼痛感最为强烈，而后常缓解。一日内疼痛感逐渐加重，活动强度或时间增加时疼痛感也会加重。

产生原因

- 缺乏踝关节背屈运动，即腓肠肌和/或比目鱼肌的拉伸运动。
- 踇僵硬，即踇趾伸展受限。
- 受累下肢过度旋前（即重力模式）。这可以是由于臀大肌、臀中肌和腹部肌肉力量不足引起的。下交叉综合征也可能会导致足底筋膜炎。

治疗方法

急性炎症

- RICE方法（详见29页）。
- 夜间进行夹板或绷带固定。

急性炎症后

- 按摩或自行按摩（自行进行足底筋膜的放松）。
- 矫正训练。
- 力量训练应从肌肉等长收缩训练开始，然后是向心收缩训练，最后增加离心收缩训练。
- 进行标准抗炎治疗。

锻炼方法

拉伸运动

- 逐渐进行腓肠肌和比目鱼肌拉伸训练，以增强踝关节的背屈运动能力。

强化力量

- 针对以下肌肉进行力量训练：臀大肌、臀中肌、臀小肌、腹横肌和腹外斜肌。

可以参考以下锻炼方式。

- 腓肠肌拉伸（详见107页）
- 四点支撑吸腹（详见115页）
- 弓步（单腿前蹲）（详见128页）

配合适当恢复管理时所需的恢复时间：一周至数月不等

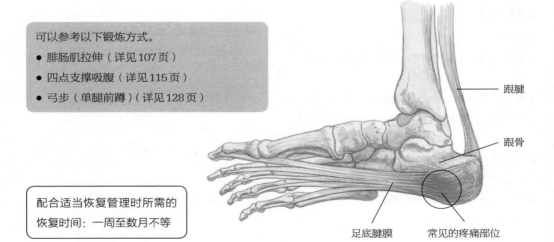

跟腱

跟骨

足底腱膜　　　常见的疼痛部位

踝关节与胫部损伤

跟腱炎

描述

    顾名思义，跟腱出现炎症反应即为跟腱炎。跟腱将腓肠肌和比目鱼肌连接至跟骨。跟腱炎也常被成为跟腱病变，因为患者跟腱常存在退行性病变。这种损伤占美国所有运动损伤的11%。在经常进行跳跃运动的运动员中更为常见，如篮球运动员及排球运动员等。

> 配合适当恢复管理时所需的恢复时间：3周~3个月

症状

急性跟腱炎

- 患者在2~3天时间内逐渐出现疼痛感。
- 在运动刚开始的时候出现疼痛感，继续运动后疼痛感逐渐减轻。
- 休息后疼痛感减轻。
- 触碰时有疼痛感。

慢性跟腱炎

- 患者在数周至数月的时间内逐渐出现疼痛感。
- 在运动过程中患者持续出现疼痛感，上坡时疼痛感更加明显。
- 晨起时或休息后，跟腱僵硬且有疼痛感。
- 在足跟上2~4厘米处，跟腱上可能出现小结节。
- 触碰时有疼痛感。
- 跟腱肿胀或增厚。
- 伤处皮肤可能会发红。

产生原因

- 受累下肢过度旋前。
- 核心稳定性下降（可能由内脏炎症引起）。
- 下交叉综合征。
- 腓肠肌紧张。
- 过度足跟缓冲（跑步过程中跟腱承受反复过度牵张力）。
- 过度训练。
- 突然增加训练强度或频率，尤其是上坡跑训练。

治疗方法

急性炎症

- 炎症发生后的24~48小时内，应用RICE方法处理，避免发生进一步损伤，同时加快愈合速度。

急性炎症后

- 利用绷带包扎。
- 运动按摩。
- 矫正训练，帮助患者逐渐恢复训练及比赛。
- 矫正穿鞋习惯。
- 力量训练应从肌肉等长收缩训练开始，然后是向心收缩训练，最后增加离心收缩训练。
- 如果患者跟腱已经完全撕裂，需要进行手术治疗。

锻炼方法

拉伸运动

- 逐渐进行腓肠肌和比目鱼肌拉伸训练。
- 在没有疼痛感的前提下，拉伸所有髋关节、膝关节及踝关节的肌肉。具体拉伸肌肉因人而异。

强化力量

- 一旦患者可以负重且炎症反应已经消退，应针对以下肌肉进行力量训练：腓肠肌、比目鱼肌、臀大肌、臀中肌、臀小肌、腹横肌和腹外斜肌。

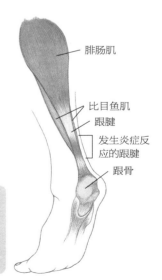

腓肠肌

比目鱼肌
跟腱
发生炎症反应的跟腱
跟骨

> 可以参考以下锻炼方式。
> - 腓肠肌拉伸（详见107页）
> - 平衡板深蹲（详见124页）
> - 弓步（单腿前蹲）（详见128页）

跟腱撕裂

描述

跟腱撕裂即跟腱完全撕裂。跟腱也可称之为跟骨腱。它将腓肠肌和比目鱼肌连接至跟骨。跟腱撕裂常发生于年纪较长的男性业余运动员。

症状

- 患者会突然出现剧烈疼痛感。
- 撕裂时常会出现"砰"或"咔嚓"的声音。
- 患者不能负重，也无法行走。
- 肿胀。
- 腓肠肌向膝部方向上移、堆积。

产生原因

- 腓肠肌从离心收缩到同心收缩的快速变化。
- 受累下肢过度旋前。
- 核心稳定性下降（可能由内脏炎症引起）。
- 下交叉综合征。
- 跟腱撕裂常发生于冲刺型运动中，未经过专业训练的运动者更易发生。

治疗方法

急性撕裂

- 跟腱完全撕裂者，需要进行手术治疗。
- 撕裂发生后的24~48小时内，应用RICE方法处理，避免发生进一步损伤，同时加快愈合速度。

急性撕裂后

- 利用绷带包扎。

- 运动按摩。
- 矫正训练，帮助患者逐渐恢复训练及比赛。
- 力量训练应从肌肉等长收缩训练开始，然后是向心收缩训练，最后增加离心收缩训练。
- 矫正穿鞋习惯。

锻炼方法

拉伸运动

- 逐渐进行腓肠肌和比目鱼肌拉伸训练。
- 在没有疼痛感的前提下，活动所有髋关节、膝关节及踝关节的肌肉。具体拉伸肌肉因人而异。

强化力量

- 一旦患者可以负重且炎症反应已经消退，应针对以下肌肉进行力量训练：腓肠肌、比目鱼肌、臀大肌、臀中肌、臀小肌、腹横肌、腹外斜肌。

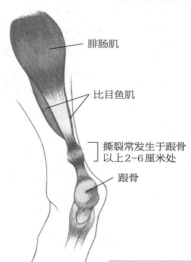

腓肠肌

比目鱼肌

撕裂常发生于跟骨以上2~6厘米处

跟骨

配合适当恢复管理时所需的恢复时间：6周~12个月

可以参考以下锻炼方式。

- 腓肠肌拉伸（详见107页）
- 平衡板深蹲（详见124页）
- 弓步（单腿前蹲）（详见128页）

踝关节扭伤

描述

踝关节扭伤是指踝关节的一条或几条韧带发生一级、二级或三级撕裂。目前，踝关节扭伤是最常见的运动损伤。在美国每年约有840万人因踝关节扭伤就医，而英国约有150万。踝关节内翻扭伤最为常见，内翻扭伤中多为外侧副韧带损伤。胫腓韧带是踝关节最常扭伤的韧带。

症状

一级撕裂

- 轻微疼痛。
- 踝关节可能出现轻微肿胀。
- 踝关节出现一定程度的僵硬，导致行走或跑步困难。

二级撕裂

- 中等或剧烈疼痛。
- 踝关节肿胀、僵硬，也可能出现淤青。
- 踝关节出现一定程度的不稳定性。
- 行走困难。

三级撕裂

- 极其剧烈的疼痛后疼痛感消失。
- 踝关节出现严重的肿胀、僵硬及淤青。
- 踝关节严重不稳定。
- 患者无法负重。

产生原因

- 足极度内翻或极度外翻。
- 受累下肢过度旋前。
- 核心稳定性下降（可能由内脏炎症引起）。
- 下交叉综合征。
- 碰撞类外伤，比如车祸或足球橄榄球等运动中站立位进行拦截等动作。

治疗方法

急性扭伤

- 患者疑似前十字韧带扭伤时应立即就医，寻求专业帮助。扭伤发生后的24~48小时内，应用

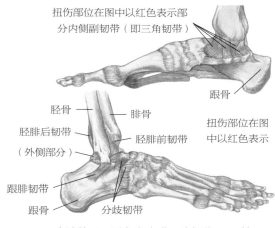

扭伤部位在图中以红色表示部分内侧副韧带（即三角韧带）

跟骨

胫骨　　腓骨

胫腓后韧带　　　　　胫腓前韧带

（外侧部分）

扭伤部位在图中以红色表示

跟腓韧带

跟骨　　　分歧韧带

RICE方法处理，避免发生进一步损伤，同时加快愈合速度。

急性扭伤后

- 在患者没有疼痛感的前提下，活动踝关节。
- 运动按摩及矫正训练。
- 力量训练应从肌肉等长收缩训练开始，然后是向心收缩训练，最后增加离心收缩训练。
- 踝关节韧带完全撕裂时，需要进行手术治疗。

> 配合适当恢复管理时所需的恢复时间：
> 一级扭伤：2~3周
> 二级扭伤：3~6周
> 三级扭伤：3~6个月

锻炼方法

拉伸运动

- 一旦炎症反应消退，患者应在没有疼痛感的前提下平缓地活动踝关节，以保证踝关节可以完全恢复伤前的活动范围，同时适当活动可以使瘢痕组织更好的生长排列。
- 在没有疼痛感的前提下，活动所有髋关节、膝关节及踝关节的肌肉。具体拉伸肌肉因人而异。

强化力量

- 一旦患者可以负重且炎症反应已经消退，应针对以下肌肉进行力量训练：臀大肌、臀中肌、臀小肌、腹横肌和腹外斜肌。

> 可以参考以下锻炼方式。
> - 腓肠肌拉伸（详见107页）
> - 平衡板深蹲（详见124页）
> - 弓步（单腿前蹲）（详见128页）

胫骨前肌综合征

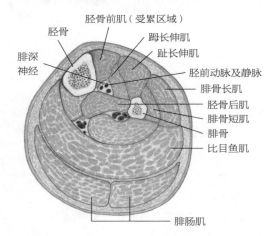

胫骨前肌（受累区域）
胫骨
胫骨前肌
蹈长伸肌
趾长伸肌
腓深神经
胫前动脉及静脉
腓骨长肌
胫骨后肌
腓骨短肌
腓骨
比目鱼肌
腓肠肌

描述

　　小腿前腔室（包括胫骨前肌、蹈长伸肌、趾长伸肌及第三腓骨肌）由筋膜包裹的区域内压力增加，导致弥漫性的紧绷感及触痛感。前腔室内空间有限，肌肉肿胀，或是外面包覆的筋膜过紧，都会使得这个腔室内的压力增大。

症状

- 胫骨前肌区域出现肿胀及触痛感，并且止痛药物无法缓解此疼痛。
- 运动后疼痛更加剧烈。
- 踝关节背屈无力。
- 踝关节背屈或背伸时患者有明显疼痛感；脚趾屈曲或伸展时亦会出现疼痛感。
- 患者可感觉到胫骨前肌区域发热或麻木。
- 患者若未得到及时治疗，有可能发展为瘫痪。

产生原因

- 碰撞类外伤、肌肉撕裂或肌肉过度使用等可以导致肌肉肿胀的原因。
- 受累下肢过度旋前。
- 核心稳定性下降（可能由内脏炎症引起）。
- 下交叉综合征。

- 训练强度、持续时间、训练量或频率等突然增加；突然增加上坡跑训练。

治疗方法

急性损伤

- 损伤发生后的24~48小时内，应用RICE方法处理，避免发生进一步损伤，同时加快愈合速度。
- 标准抗炎治疗。
- 急性损伤后
- 利用绷带包扎。

> 配合适当恢复管理时所需的恢复时间：4~6周

运动按摩

加热治疗

- 矫正训练，主要目的是提高患者下肢肌肉的平衡性，帮助其逐渐恢复训练及比赛。
- 力量训练应从肌肉等长收缩训练开始，然后是向心收缩训练，最后增加离心收缩训练。
- 患者有时需要接受手术治疗，以减小小腿前腔室内的压力。

锻炼方法

拉伸运动

- 一旦炎症反应消退，患者应逐渐进行足背屈、跖屈相关肌肉的拉伸运动，以保证踝关节可以完全恢复伤前的活动范围。
- 在没有疼痛感的前提下，患者应拉伸所有髋关节、膝关节及踝关节的肌肉。具体拉伸肌肉因人而异。

强化力量

- 一旦患者可以负重且炎症反应已经消退，患者应逐渐进行下半身所有肌肉的力量训练。

> 可以参考以下锻炼方式。
> - 胫骨前肌拉伸（详见106页）

外胫夹

描述

　　小腿前方（胫骨部位）区域的一般性疼痛有时被称为外胫夹。有时也被称为胫骨内侧牵拉性骨膜炎（即胫骨骨膜的炎症反应）或胫骨内侧应力综合征。女性更易出现外胫夹，一般为男性的2~3倍。外胫夹在跑步运动员、网球运动员、无挡板篮球运动员中比较常见，其他包含大量跑步、跳跃及冲刺的运动项目中运动员也经常出现外胫夹。13%的跑步运动员会出现外胫夹。

症状

- 胫骨前肌下半部分有疼痛感。
- 在运动刚开始的时候出现疼痛感，继续运动疼痛感逐渐减轻。
- 运动或训练结束后，又出现明显疼痛感。
- 患者疼痛部位可能有肿胀、发红等症状。

产生原因

- 小腿肌肉对骨膜的牵引力过强。
- 受累下肢过度旋前。
- 核心稳定性下降（可能由内脏炎症引起）。
- 下交叉综合征。
- 扁平足（功能性或结构性）。
- 与胫后区域相比，胫前区域力量不足。
- 训练强度、持续时间、训练量或频率等突然增加；突然增加上坡跑训练。
- 在硬地面上跑步。
- 穿着不适合的鞋子或旧鞋。

治疗方法

急性损伤

- 损伤发生后的24~48小时内，应用RICE方法，避免发生进一步损伤，同时加快愈合速度。
- 标准抗炎治疗。
- 急性损伤后

- 利用绷带包扎。

运动按摩

加热治疗

- 矫正训练主要目的是提高患者下肢肌肉的平衡性，帮助其逐渐恢复训练及比赛。同时需要进行足跖屈肌群的拉伸训练及足背屈肌群的力量训练。
- 力量训练应从肌肉等长收缩训练开始，然后是向心收缩训练，最后增加离心收缩训练。
- 矫正穿鞋习惯。

锻炼方法

拉伸运动

- 一旦炎症反应消退，患者应逐渐增加足跖屈肌群的拉伸练习，以帮助踝关节完全恢复伤前的活动范围。
- 在没有疼痛感的前提下，患者应活动所有髋关节、膝关节及踝关节的肌肉。具体拉伸肌肉因人而异。

强化力量

- 一旦患者可以负重且炎症反应已经消退，患者应针对以下肌肉进行力量训练：胫骨前肌、臀大肌、臀中肌、臀小肌、腹横肌和腹外斜肌。

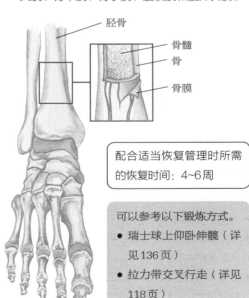

胫骨
骨髓
骨
骨膜

配合适当恢复管理时所需的恢复时间：4~6周

可以参考以下锻炼方式。
- 瑞士球上仰卧伸髋（详见136页）
- 拉力带交叉行走（详见118页）

膝部损伤

前十字韧带扭伤

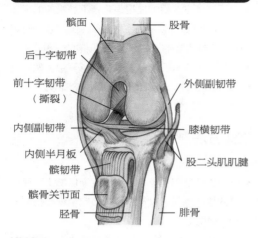

髌面 — 股骨
后十字韧带
前十字韧带（撕裂）— 外侧副韧带
内侧副韧带 — 膝横韧带
内侧半月板
髌韧带 — 股二头肌肌腱
髌骨关节面
胫骨 — 腓骨

描述

前十字韧带起源于股骨远端外侧髁的内面。发生前十字韧带断裂的主要原因是运动损伤，15~25岁的专业运动员为多发群体，尤其是包含大量身体转动的运动，如篮球、足球及滑雪运动等。女性发生率高于男性。前十字韧带扭伤时，内侧副韧带及内侧半月板可能随之发生损伤。

症状

- 膝部有疼痛感，膝部不稳定且出现肿胀。
- 伤侧膝部无法负重。
- 如果前十字韧带完全撕裂，发生损伤时会有明显断裂声。

产生原因

- 膝部扭转时易发生，如变向、身体转动过程中。
- 受累下肢过度旋前。
- 核心稳定性下降（可能由内脏炎症引起）。
- 下交叉综合征。
- 碰撞类外伤，比如车祸或足球、橄榄球等运动中以站立位进行拦截等动作。

治疗方法

急性损伤

- 损伤发生后的24~48小时内，应用RICE方法，避免发生进一步损伤，同时加快愈合速度。
- 患者疑似前十字韧带扭伤时，应立即就医，寻求专业帮助。
- 标准抗炎治疗。

急性损伤后

- 运动按摩及加热治疗。
- 矫正训练，主要目的是提高患者下肢肌肉的平衡性，帮助其逐渐恢复训练及比赛。
- 力量训练应从肌肉等长收缩训练开始，然后由向心收缩训练，最后增加离心收缩训练。
- 如果患者前十字韧带完全撕裂，一般需要接受手术治疗。

锻炼方法

拉伸运动

- 一旦炎症反应消退，患者应该在没有疼痛感的前提下，逐渐平缓地活动膝部，以帮助膝关节完全恢复伤前的活动范围，同时适当活动可以使瘢痕组织更好地生长排列。
- 在没有疼痛感的前提下，患者应拉伸所有髋关节、膝关节及踝关节的肌肉。具体拉伸肌肉因人而异。

> 配合适当恢复管理时所需的恢复时间：
> 一级扭伤：2~3周；
> 二级扭伤：3~6周；
> 三级扭伤：3~6个月或更长时间

强化力量

- 一旦患者可以负重且炎症反应已经消退，患者应针对以下肌肉进行力量训练：臀大肌、臀中肌、臀小肌、腹横肌及腹外斜肌。

> 可以参考以下锻炼方式。
> - 四点支撑吸腹（详见115页）
> - 平衡板深蹲（详见124页）
> - 弓步（单腿前蹲）（详见128页）

贝克氏囊肿（腘窝囊肿）

描述

    贝克氏囊肿也被称为腘窝囊肿，即半膜肌滑囊由于关节液积蓄而出现肿胀。肿胀部位恰好位于股骨内侧髁后。

症状

- 膝部后方即腘窝区域出现肿胀，腓肠肌也可能会出现肿胀。
- 膝部后方有疼痛感，腓肠肌也可能会疼痛。
- 伤处皮肤发红。
- 屈膝时症状减轻。

产生原因

- 半月板撕裂。
- 膝关节炎。
- 任何膝部损伤都可能导致贝克氏囊肿。
- 莱姆病患者可能出现贝克氏囊肿。

治疗方法

急性损伤

- 损伤发生后的24~48小时内，应用RICE方法（详见29页），避免发生进一步损伤，同时加快愈合速度。
- 标准抗炎治疗。

急性损伤后

- 运动按摩。
- 矫正训练，主要目的是提高患者下肢及腰-骨盆区域肌肉的稳定性，帮助其逐渐恢复训练（康复末期）及比赛，预防损伤再次发生。
- 力量训练应从肌肉等长收缩训练开始，然后是向心收缩训练，最后增加离心收缩训练。
- 在某些严重的病例中，需要借助手术的方法减轻肿胀。

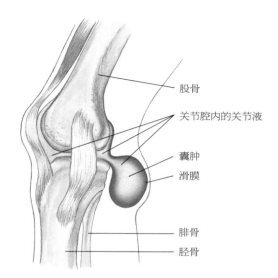

股骨
关节腔内的关节液
囊肿
滑膜
腓骨
胫骨

锻炼方法

拉伸运动

- 一旦炎症反应消退，患者应该在没有疼痛感的前提下，逐渐平缓地活动膝部。以帮助膝关节完全恢复伤前的活动范围，同时适当活动可以使瘢痕组织更好地生长排列。
- 在没有疼痛感的前提下，患者应逐渐活动并拉伸所有骨盆、髋关节、膝关节及踝关节的肌肉。具体拉伸肌肉因人而异。

强化力量

- 一旦炎症反应消退，患者应针对以下肌肉进行力量训练：臀大肌、臀中肌、臀小肌、股四头肌、腘绳肌、腓肠肌、腹横肌和腹外斜肌。

配合适当恢复管理时所需的恢复时间：2~12周

可以参考以下锻炼方式。

- 四点支撑吸腹（详见115页）
- 平衡板深蹲（详见124页）
- 弓步（单腿前蹲）（详见128页）

髌骨软化（跑步膝）

描述

跑步膝是由于髌骨下软骨受刺激造成的。目前普遍认为，膝部弯曲时髌骨与膝关节一侧产生摩擦，进而对软骨产生刺激，最终膝部前方产生疼痛感。跑步膝常见于青年健康运动员，尤其是自行车、体操、马术、划船、跑步、滑板、滑雪、足球、网球及排球运动员。女性发病率高于男性。

症状

- 膝部前方，髌骨附近有疼痛感。
- 疼痛感可能是深层的，并放射至膝部后方。
- 疼痛感可能时有时无，但是深蹲、跪和下坡时通常会激发出疼痛感。

产生原因

- 受累下肢过度旋前。
- 核心稳定性下降（可能由内脏炎症引起）。
- 下交叉综合征。
- 髂胫束（包绕大腿的深筋膜）过紧、髌骨错位。
- 神经瘤。
- 滑囊炎。
- 过度使用。

治疗方法

急性损伤

- 损伤发生后的24~48小时内，应用RICE方法（详见29页），避免发生进一步损伤，同时加快愈合速度。
- 标准抗炎治疗。

急性损伤后

- 运动按摩。
- 加热治疗。
- 矫正训练，主要目的是提高患者下肢肌肉的平衡性，帮助其逐渐恢复训练及比赛。

- 力量训练应从肌肉等长收缩训练开始，然后是向心收缩训练，最后增加离心收缩训练。

锻炼方法

拉伸运动

- 患者应该在没有疼痛感的前提下，逐渐平缓地活动膝部。以帮助膝关节完全恢复伤前的活动范围，同时适当活动可以使瘢痕组织更好地生长排列。
- 在没有疼痛感的前提下，患者应逐渐活动并拉伸所有髋关节、膝关节及踝关节的肌肉。具体拉伸肌肉因人而异。

强化力量

- 患者应针对以下肌肉进行力量训练：臀大肌、臀中肌、臀小肌、腹横肌和股外侧肌。

> 配合适当恢复管理时所需的恢复时间：3~8周

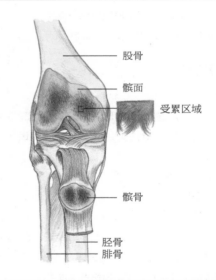

股骨

髌面

受累区域

髌骨

胫骨
腓骨

> 可以参考以下锻炼方式。
> - 四点支撑吸腹（详见115页）
> - 平衡板深蹲（详见124页）
> - 弓步（单腿前蹲）（详见128页）

髌腱炎（跳跃者膝）

描述

跳跃者膝实际上是一种髌腱（即韧带，起连接骨骼作用；髌腱是连接髌骨到小腿胫骨的肌腱结构）损伤。髌腱末端病患者的髌腱可能存在微损伤及胶原蛋白退化变性等症状。跳跃者膝常见于需要经常跳跃或频繁变向的运动员，如美式足球、篮球、保龄球、高尔夫球、体操、曲棍球、橄榄球和英式足球、滑板、滑雪、田径及排球运动员。

症状

- 髌骨基底部有疼痛感。
- 触碰时有疼痛感。
- 伸膝时有疼痛感。
- 可能存在肌腱肥大。

产生原因

- 受累下肢过度旋前。
- 核心稳定性下降（可能由内脏炎症引起）。
- 下交叉综合征。
- 过度使用（尤其是跳跃动作）。

治疗方法

急性损伤

- 损伤发生后的24~48小时内，应用RICE方法（详见29页），避免发生进一步损伤，同时加快愈合速度。
- 标准抗炎治疗。

急性损伤后

- 运动按摩。
- 加热治疗。
- 矫正训练，主要目的是提高患者下肢肌肉的平衡性，帮助其逐渐恢复训练及比赛。

- 力量训练应从肌肉等长收缩训练开始，然后是向心收缩训练，最后增加离心收缩训练。
- 病程较长的患者可能需要手术治疗。

锻炼方法

拉伸运动

- 患者应该在没有疼痛感的前提下，逐渐平缓地活动膝部。以帮助膝关节完全恢复伤前的活动范围，同时适当活动可以使瘢痕组织更好地生长排列。
- 在没有疼痛感的前提下，患者应逐渐活动并拉伸所有髋关节、膝关节及踝关节的肌肉。具体拉伸肌肉因人而异。

强化力量

- 患者应针对以下肌肉进行力量训练：臀大肌、臀中肌、臀小肌、腹横肌和腹外斜肌。

可以参考以下锻炼方式。
- 四点支撑吸腹（详见115页）
- 平衡板深蹲（详见124页）
- 弓步（单腿前蹲）（详见128页）

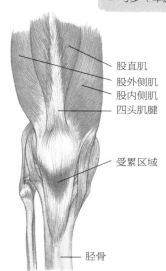

股直肌
股外侧肌
股内侧肌
四头肌腱

受累区域

胫骨

配合适当恢复管理时所需的恢复时间：3周~3个月，甚至更长时间

内侧软骨损伤

描述

　　半月板是位于胫骨顶部的新月形软骨层。位于膝关节的半月板起减震缓冲作用，同时可以实现力在股骨和胫骨之间的转移。由于内侧半月板附着到内侧副韧带和关节囊，其损伤概率比外侧半月板高五倍左右。内侧半月板损伤时可能伴有内侧副韧带、前十字韧带损伤（三者同时发生时预后不佳）。半月板损伤在接触性运动中最为常见，如橄榄球和足球等存在大量冲撞或拦截动作的运动或篮球、滑雪和网球等经常涉及扭动或转动等动作的运动。

症状

- 膝部内侧有疼痛感。
- 损伤后48小时内膝部可能会肿胀。
- 伤侧膝部无法负重。
- 无法完成完全屈膝动作，且屈膝时有疼痛感。
- 膝部内部有"砰"或"咔嚓"的声音。
- 膝关节绞锁或打软。

产生原因

- 变向或转动过程中膝部扭动。
- 受累下肢过度旋前。
- 核心稳定性下降（可能由内脏炎症引起）。
- 下交叉综合征。
- 撞击膝部外侧，如橄榄球或足球运动中的拦截碰撞。

治疗方法

急性损伤

- 损伤发生后的24~48小时内，应用RICE方法（详见29页），避免发生进一步损伤，同时加快愈合速度。
- 标准抗炎治疗。

急性损伤后

- 运动按摩。
- 加热治疗。
- 矫正训练主要目的是提高患者下肢及腰-骨盆区域稳定性，帮助其逐渐恢复训练及比赛。
- 力量训练应从肌肉等长收缩训练开始，然后是向心收缩训练，最后增加离心收缩训练。
- 某些内侧半月板损伤患者需要进行手术治疗。

锻炼方法

拉伸运动

- 一旦炎症反应消退，患者应该在没有疼痛感的前提下，逐渐平缓地活动膝部。以帮助膝关节完全恢复伤前的活动范围，同时适当活动可以使瘢痕组织更好地生长排列。
- 在没有疼痛感的前提下，患者应逐渐活动并拉伸所有骨盆、髋关节、膝关节及踝关节的肌肉。具体拉伸肌肉因人而异。

强化力量

- 一旦患者可以负重且炎症反应已经消退，应针对以下肌肉进行力量训练：臀大肌、臀中肌、臀小肌、腹横肌和腹外斜肌。

> 可以参考以下锻炼方式。
> - 四点支撑吸腹（详见115页）
> - 平衡板深蹲（详见124页）
> - 弓步（单腿前蹲）（详见128页）

> 配合适当恢复管理时所需的恢复时间：2周~4个月，甚至更长

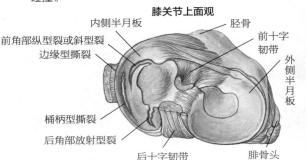

膝关节上面观

内侧半月板　　　　　　　　　　胫骨
前角部纵型裂或斜型裂　　　　　前十字韧带
边缘型撕裂　　　　　　　　　　外侧半月板
桶柄型撕裂
后角部放射型裂
后十字韧带　　　　　　腓骨头

内侧副韧带扭伤

描述

内侧副韧带（MCL）是一条宽而扁平的膜状韧带，从股骨内侧髁附接到胫骨的内收肌附着点的正下方。内侧副韧带也称为胫侧副韧带，它通过防止内侧膝关节内收增加膝关节稳定性。内侧副韧带扭伤是最常见的膝关节韧带损伤之一，并且在年轻运动员中最为常见。如前文所述，发生内侧副韧带损伤时，可能伴随内侧半月板和前十字韧带损伤，此时一般预后不佳。这种损伤常常发生在接触性运动中，如在美式足球、橄榄球和英式足球中膝部外侧受到冲击（如拦截等动作）或包含大量身体扭动或转动的运动，如篮球、冰球、滑雪和网球运动等。

症状

- 韧带部位有疼痛感，痛感从轻微至严重不等。
- 损伤后48小时内膝部可能会肿胀、淤青（二级或三级扭伤）。
- 膝关节松动（二级或三级扭伤）。
- 膝关节绞锁或打软。

产生原因

- 变向或转动过程中膝部扭动。
- 受累下肢过度旋前。
- 核心稳定性下降（可能由内脏炎症引起）。
- 下交叉综合征。
- 撞击膝部外侧，如美式足球、橄榄球或英式足球运动中的拦截动作。

治疗方法

急性损伤

- 损伤发生后的24~48小时内，应用RICE方法（详见29页）避免发生进一步损伤，同时加快愈合速度。
- 标准抗炎治疗。

急性损伤后

- 二级或三级扭伤可能需要膝关节支撑或石膏固定。
- 运动按摩。
- 加热治疗。
- 矫正训练主要目的是提高患者下肢及腰部–骨盆区域肌肉的稳定性，帮助其逐渐恢复训练（康复末期）及比赛。
- 力量训练应从肌肉等长收缩训练开始，然后是向心收缩训练，最后增加离心收缩训练。
- 三级撕裂患者可能需要手术治疗。

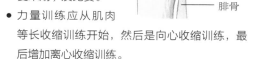

股骨
损伤处
内侧副韧带
胫骨内侧面
腓骨

锻炼方法

拉伸运动

- 一旦炎症反应消退，患者应该在没有疼痛感的前提下，逐渐平缓地活动膝部。以帮助膝关节完全恢复伤前的活动范围，同时适当活动可以使瘢痕组织更好地生长排列。
- 在没有疼痛感的前提下，患者应逐渐活动并拉伸所有骨盆、髋关节、膝关节及踝关节的肌肉。具体拉伸肌肉因人而异。

强化力量

- 一旦患者可以负重且炎症反应已经消退，应针对以下肌肉进行力量训练：臀大肌、臀中肌、臀小肌、腹横肌和腹外斜肌。

可以参考以下锻炼方式。
- 四点支撑吸腹（详见115页）
- 平衡板深蹲（详见124页）
- 弓步（单腿前蹲）（详见128页）

配合适当恢复管理时所需的恢复时间：

一级扭伤：2~3周

二级扭伤：3~6周

三级扭伤：3~4个月，甚至更长时间

骨性关节炎

描述

    关节软骨是覆盖于骨表面的一层光滑纤维层，可以减少相邻两骨间的摩擦，同时缓冲运动时产生的震动。骨性关节炎（OA）即指关节软骨出现炎症和退化变性。一旦发生软骨磨损，关节内相互连接的骨都暴露出粗糙的骨末端，相互摩擦使得关节退化更加严重。膝关节是关节炎发生最常见的部位，主要出现在老年人群中，以女性中更为常见，体重过重是一个危险因素。骨性关节炎在剧烈运动中更为常见，如篮球、板球、橄榄球和足球等。

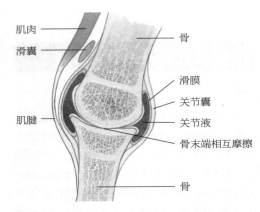

症状

- 疼痛。
- 肿胀。
- 膝关节活动时出现捻发音（一种极细微而均匀的噼啪音，类似在耳边捻转一簇头发时所产生的声音）。
- 膝关节僵硬，尤其是活动一段时间后更是如此。关节僵硬会随着运动有所缓解。

产生原因

- 超重。
- 既往膝关节有过韧带或半月板损伤。
- 既往膝关节骨折。
- 过度使用。
- 受累下肢过度旋前。
- 核心稳定性下降（可能由内脏炎症引起）。

治疗方法

急性损伤

- 损伤发生后的24~48小时内，应用RICE方法（详见29页），避免发生进一步损伤，同时加快愈合速度。
- 标准抗炎治疗。

急性损伤后

- 可能需要膝关节支撑或石膏固定。

- 运动按摩。
- 加热治疗。

> 配合适当恢复管理时所需的恢复时间：4周~6个月

- 矫正训练主要目的是提高患者下肢及腰–骨盆区域肌肉的稳定性，帮助其逐渐恢复训练（康复末期）及比赛。
- 力量训练应从肌肉等长收缩训练开始，然后是向心收缩训练，最后增加离心收缩训练。
- 某些患者需要进行手术治疗。

锻炼方法

拉伸运动

- 一旦炎症反应消退，患者应该在没有疼痛感的前提下，逐渐平缓地活动膝部。以帮助膝关节完全恢复伤前的活动范围，同时适当活动可以使瘢痕组织更好地生长排列。
- 在没有疼痛感的前提下，患者应逐渐活动并拉伸所有骨盆、髋关节、膝关节及踝关节的肌肉，适应后可逐渐增加拉伸幅度。具体拉伸肌肉因人而异。

强化力量

- 一旦患者可以负重且炎症反应已经消退，应针对以下肌肉进行力量训练：臀大肌、臀中肌、臀小肌、股四头肌、腘绳肌、腓肠肌、腹横肌和腹外斜肌。

> 可以参考以下锻炼方式。
> - 四点支撑吸腹（详见115页）
> - 平衡板深蹲（详见124页）
> - 弓步（单腿前蹲）（详见128页）

后十字韧带扭伤

描述

后十字韧带（PCL）将胫骨髁间隆起后方连接至股骨内髁。后十字韧带可防止胫骨相对于股骨的向后移动。后十字韧带扭伤约占所有膝部损伤的20%，并且常伴随外侧半月板和关节软骨损伤。

症状

- 膝部有疼痛感。
- 腓肠肌区域也可能有疼痛感。
- 膝关节抗负荷伸展时有疼痛感。
- 膝关节活动受限。
- 可能出现肿胀。
- 膝关节不稳定，常有打软的感觉。

产生原因

- 当膝关节弯曲时，对胫骨前部造成创伤/冲击，迫使胫骨向后。
- 膝关节完全屈曲，跌倒时膝关节着地。
- 车祸中胫部撞击汽车仪表板。

治疗方法

急性损伤

- 损伤发生后的24~48小时内，应用RICE方法（详见29页），避免发生进一步损伤，同时加快愈合速度。
- 标准抗炎治疗。
- 急性损伤后
- 运动按摩。
- 加热治疗。
- 矫正训练。
- 力量训练应从肌肉等长收缩训练开始，然后是向心收缩训练，最后增加离心收缩训练。
- 某些患者可能需要手术治疗。

锻炼方法

拉伸运动

- 患者应该在没有疼痛感的前提下，逐渐平缓地活动膝部。以帮助膝关节完全恢复伤前的活动范围，同时适当活动可以使瘢痕组织更好地生长排列。
- 在没有疼痛感的前提下，患者应逐渐活动并拉伸所有髋关节、膝关节及踝关节的肌肉。具体拉伸肌肉因人而异。

强化力量

- 患者应针对以下肌肉进行力量训练：臀大肌、臀中肌、臀小肌、腘绳肌肌群、腓肠肌、股四头肌、腹横肌和腹外斜肌。

可以参考以下锻炼方式。
- 下腹训练（详见123页）
- 平衡板深蹲（详见124页）
- 罗马尼亚式硬拉（直腿硬拉）（详见131页）

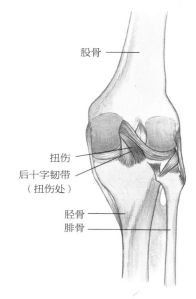

股骨

扭伤

后十字韧带
（扭伤处）

胫骨
腓骨

配合适当恢复管理时所需的恢复时间：
一级扭伤：2~3周
二级扭伤：3~6周
三级扭伤：3~6个月，甚至更长时间

股四头肌肌腱炎

描述

股四头肌腱将股四头肌肌肉连接至髌骨，股四头肌肌腱炎即为该肌腱的炎症。这种损伤最常发生于经常进行跑步、跳跃、急停和快速起动等动作的运动员。

症状

- 髌骨上方有疼痛感。
- 肿胀。
- 对触摸敏感。
- 可能影响日常活动。

产生原因

- 过度使用。
- 既往损伤未完全康复就恢复训练。
- 受累下肢过度旋前。
- 核心稳定性下降（可能由内脏炎症引起）。

治疗方法

急性损伤

- 损伤发生后的24~48小时内，应用RICE方法（详见29页），避免发生进一步损伤，同时加快愈合速度。
- 标准抗炎治疗。
- 急性损伤后
- 运动按摩。
- 加热治疗。
- 矫正训练，主要目的是提高患者的下肢以及腰−骨盆区域肌肉的稳定性，帮助其逐渐恢复训练（康复末期）及比赛。

> 配合适当恢复管理时所需的恢复时间：3~4周

- 力量训练应从肌肉等长收缩训练开始，然后是向心收缩训练，最后增加离心收缩训练。

锻炼方法

拉伸运动

- 一旦炎症反应消退，患者应该在没有疼痛感的前提下，逐渐平缓地活动膝部。以帮助膝关节完全恢复伤前的活动范围，同时适当活动可以使瘢痕组织更好地生长排列。
- 在没有疼痛感的前提下，患者应逐渐活动并拉伸所有骨盆、髋关节、膝关节及踝关节的肌肉，适应后可逐渐增加拉伸幅度。具体拉伸肌肉因人而异。

强化力量

- 一旦患者可以负重且炎症反应已经消退，应针对以下肌肉进行力量训练：臀大肌、臀中肌、臀小肌、股四头肌、腘绳肌、腓肠肌、腹横肌和腹外斜肌。

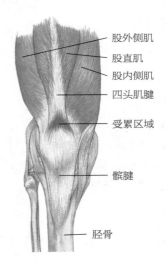

股外侧肌

股直肌

股内侧肌

四头肌腱

受累区域

髌腱

胫骨

> 可以参考以下锻炼方式。
>
> - 股四头肌拉伸（详见111页）
> - 平衡板深蹲（详见124页）
> - 弓步（单腿前蹲）（详见128页）

大腿损伤

腘绳肌肌腱病

描述

在包含大量冲刺、快速加速、往返跑、踢及跳跃动作的运动中，与坐骨结节相连处（臀下部）的腘绳肌近端肌腱出现损伤或炎症是非常常见的。这通常是由于过度使用导致的。

症状

- 坐骨结节附近有疼痛感、持续隐痛及僵硬感。
- 活动时有疼痛感，活动后疼痛感更强。
- 患者可能感觉到伤侧腿比较虚弱，跑步时更是如此。
- 拉伸或收缩腘绳肌时有疼痛感。

产生原因

- 冲刺时经常发生此类损伤，因为脚跟落地前腘绳肌已处于近乎完全拉伸状态，同时会减慢腿的速度。
- 强有力的重复动作，如踢、跳跃或加速等。
- 有一种理论认为，当腹横肌力量较弱时，为了稳定骶髂关节，股二头肌负担加重。
- 另一种理论认为，当臀大肌力量较弱或过度舒张时，为了伸展髋关节，腘绳肌负担加重（协同优势）。

治疗方法

急性损伤

- 损伤发生后的24~48小时内，应用RICE方法（详见29页），避免发生进一步损伤，同时加快愈合速度。
- 标准抗炎治疗。

急性损伤后

- 运动按摩
- 矫正训练，主要目的是提高患者下肢及腰－骨盆区域肌肉的稳定性，帮助其逐渐恢复训练（康复末期）及比赛，预防损伤再次发生。
- 力量训练应从肌肉等长收缩训练开始，然后是向心收缩训练，最后增加离心收缩训练。

坐骨
受累区域
股骨

股二头肌
半腱肌

半膜肌

锻炼方法

拉伸运动

- 一旦炎症反应消退，患者应在没有疼痛感的前提下平缓地活动髋关节和膝关节，以帮助关节完全恢复伤前的活动范围，同时适当活动可以使瘢痕组织更好地生长排列。
- 在没有疼痛感的前提下，活动并拉伸所有骨盆、髋关节、膝关节及踝关节的肌肉，适应后可逐渐加大拉伸幅度，具体拉伸肌肉因人而异。

强化力量

- 一旦炎症反应消退，应针对以下肌肉进行力量训练：臀大肌、腘绳肌和腹肌。

配合适当恢复管理时所需的恢复时间：3~6周（在尽早接受治疗的前提下）

可以参考以下锻炼方式。

- 四点支撑吸腹（详见115页）
- 瑞士球上仰卧伸髋（详见136页）
- 弓步（单腿前蹲）（详见128页）

腘绳肌拉伤

描述

在包含大量冲刺及快速加速动作的运动中，易发生腘绳肌拉伤，可能是腘绳肌群中的一条肌肉发生一级、二级或三级拉伤。

症状

一级拉伤

- 当肌肉收缩或拉伸时，大腿后部有紧张或痉挛的感觉。
- 行走时有一定程度的不适感。
- 可能有轻微肿胀。

> 配合适当恢复管理时所需的恢复时间：
> 一级拉伤：数日
> 二级拉伤：3~6周
> 三级拉伤：2~3个月

二级拉伤

- 立即出现强烈疼痛感。
- 当肌肉收缩或拉伸时，有明显疼痛感。
- 步态会受到影响；可能出现跛行。
- 可能有明显肿胀。
- 膝部无法完全伸直。

三级拉伤

- 立即出现强烈疼痛感及肿胀。
- 疼痛感持续存在。
- 步态会受到严重影响；行走常需要拐杖辅助。

产生原因

- 冲刺时常发生此类损伤：脚跟落地前腘绳肌已处于近乎完全拉伸状态，同时会减慢腿的速度。
- 缺少有效的热身动作。
- 有一种理论认为，当腹横肌力量较弱时，为了稳定骶髂关节，股二头肌负担加重。
- 另一种理论认为，当臀大肌力量较弱或过度舒张时，为了伸展髋关节，腘绳肌负担加重（协同优势）。

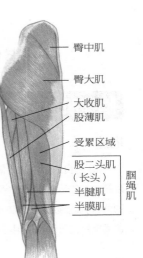

臀中肌
臀大肌
大收肌
股薄肌
受累区域
股二头肌（长头）
半腱肌
半膜肌
腘绳肌

治疗方法

急性损伤

- 损伤发生后的24~48小时内，应用RICE方法（详见29页），避免发生进一步损伤，同时加快愈合速度。
- 标准抗炎治疗。

急性损伤后

- 运动按摩。
- 矫正训练，主要目的是提高患者下肢及腰－骨盆区域肌肉的稳定性，帮助其逐渐恢复训练（康复末期）及比赛，预防损伤再次发生。
- 力量训练应从肌肉等长收缩训练开始，然后是向心收缩训练，最后增加离心收缩训练。
- 三级拉伤患者，可能需要进行手术治疗。

锻炼方法

拉伸运动

- 一旦炎症反应消退，患者应在没有疼痛感的前提下平缓地活动髋关节和膝关节，以帮助关节完全恢复伤前的活动范围，同时适当活动可以使瘢痕组织更好地生长排列。
- 在没有疼痛感的前提下，活动并拉伸所有骨盆、髋关节、膝关节及踝关节的肌肉，适应后可逐渐加大拉伸幅度。具体拉伸肌肉因人而异。

强化力量

- 一旦炎症反应消退，应针对以下肌肉进行力量训练：臀大肌、腘绳肌和腹横肌。

> 可以参考以下锻炼方式。
> - 四点支撑吸腹（详见115页）
> - 罗马尼亚式硬拉（直腿硬拉）（详见131页）
> - 弓步（单腿前蹲）（详见128页）

骨化性肌炎

描述

　　这种损伤是非遗传性的，一般是损伤的肌肉组织在创伤后钙化（即变成骨），并产生疼痛感。它最常发生于股四头肌，骨化在2~4周内开始，并在3~6个月后成熟。而"进行性骨化性肌炎"是指在没有创伤的情况下肌肉钙化的遗传性疾病，这种疾病非常罕见。

症状

- 疼痛。
- 肌肉变得坚硬。
- 活动范围受限。

产生原因

- 肌肉或骨膜（骨表面的一层结缔组织包膜）发生碰撞损伤。
- 最初损伤时，没有及时应用RICE方法进行处理。
- 过早进行重手法的按摩等治疗。
- 过早恢复训练或比赛。

治疗方法

- 接受X线片检查确定病情
- 伤侧腿休息。
- 标准抗炎治疗。
- 如果患者6个月后骨化灶影响活动或刺激神经，则需进行手术治疗。

锻炼方法

- 没有特殊的拉伸或力量训练。

> 配合适当恢复管理时所需的恢复时间：3~4周

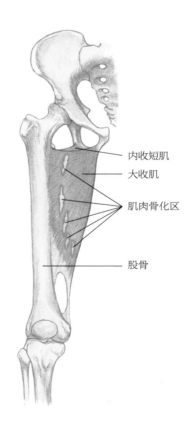

内收短肌

大收肌

肌肉骨化区

股骨

股四头肌挫伤（dead-leg）

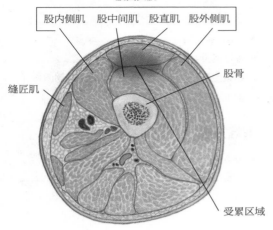

股四头肌

股内侧肌　股中间肌　股直肌　股外侧肌

缝匠肌

股骨

受累区域

描述

股四头肌挫伤通常是由于在碰撞中伤及大腿前方皮肤、肌肉、骨膜或骨造成的。在包含大量接触大腿动作的运动中比较常见，例如橄榄球、美式足球和英式足球。出血可以局限在肌肉内（在筋膜内），也可以在肌肉间（通过筋膜进入周围组织）。

症状

- 大腿前部有疼痛感、触痛和肿胀现象。
- 伤处皮肤先呈红色，随后变为黑、青紫等淤青颜色。

产生原因

- 在碰撞损伤中，股四头肌中的一条或几条肌肉挤压股骨。

治疗方法

急性挫伤

- 损伤发生后的24~48小时内，应用RICE方法（详见29页），避免发生进一步损伤，同时加快愈合速度。
- 标准抗炎治疗。

急性挫伤后

- 运动按摩。
- 只有极少部分患者需要通过手术治疗取出血块。

> 配合适当恢复管理时所需的恢复时间：3天~12周

锻炼方法

拉伸运动

- 一旦炎症反应消退，患者应在没有疼痛感的前提下平缓地活动髋关节和膝关节，帮助关节完全恢复伤前的活动范围，同时适当活动可以使瘢痕组织更好地生长排列。

强化力量

- 只要站立时没有疼痛感就可以恢复上半身的力量训练。
- 一旦炎症反应消退，就可以开始逐渐恢复正常训练。

股四头肌拉伤

描述

股四头肌的任何肌肉都可发生一级、二级或三级拉伤。在包含大量跑、踢及跳跃动作的运动中易出现股四头肌拉伤。股四头肌中最易拉伤的是股直肌，最易拉伤的部位是位于膝部上方的肌肉与肌腱结合处。

症状

一级拉伤

- 刺痛、紧缩感，有轻微不适。
- 行走时可能出现不适感。
- 几乎没有肿胀。
- 拉伤处附近肌肉可能出现痉挛。

二级拉伤

- 拉伤处有中等至剧烈的疼痛感。
- 爬楼梯或行走时有疼痛感。
- 无法继续运动或训练。
- 肿胀。
- 淤青。
- 膝关节无法完全伸展或屈曲。

三级拉伤

- 大腿有极其剧烈的疼痛感。
- 无法行走。
- 迅速出现肿胀。
- 24小时候出现淤青。
- 可能出现肉眼可见的肌肉变形。

产生原因

- 强有力的踢、跳跃或冲刺动作。

治疗方法

急性拉伤

- 损伤发生后的24~48小时内，应用RICE方法（详见29页），避免发生进一步损伤，同时加快愈合速度。

- 标准抗炎治疗。

急性拉伤后

- 运动按摩。
- 矫正训练，主要目的是提高患者下肢及腰-骨盆区域肌肉的稳定性，帮助其逐渐恢复训练（康复末期）及比赛，预防损伤再次发生。
- 力量训练应从肌肉等长收缩训练开始，然后是向心收缩训练，最后增加离心收缩训练。

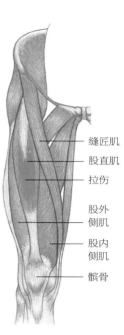

缝匠肌
股直肌
拉伤
股外侧肌
股内侧肌
髌骨

锻炼方法

拉伸运动

- 一旦炎症反应消退，患者应在没有疼痛感的前提下平缓地活动髋关节和膝关节，以帮助关节完全恢复伤前的活动范围，同时适当活动可以使瘢痕组织更好地生长排列。
- 在没有疼痛感的前提下，患者应逐渐活动并拉伸所有骨盆、髋关节、膝关节及踝关节的肌肉，适应后可逐渐加大拉伸幅度。具体拉伸肌肉因人而异。

强化力量

- 一旦炎症反应消退，应针对以下肌肉进行力量训练：股四头肌、臀大肌、腘绳肌和腹横肌。

配合适当恢复管理时所需的恢复时间：
一级拉伤：数天
二级拉伤：3~6周
三级拉伤：2~3个月

可以参考以下锻炼方式。
- 四点支撑吸腹（详见115页）
- 瑞士球上仰卧伸髋（详见136页）
- 弓步（单腿前蹲）（详见128页）

股骨应力性骨折

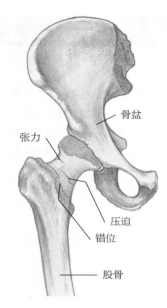

骨盆

张力

压迫

错位

股骨

描述

股骨应力性骨折是一种过度使用造成的应力性骨折损伤，在马拉松、长跑及铁人三项运动员中发生率较高。正常训练量时一般为不完全骨折，但此时受伤骨也不能承受正常负荷。

症状

- 骨折部位出现钝痛感。根据骨折具体位置不同，可能表现为膝关节或髋关节疼痛。
- 伤侧腿负重时有疼痛感。
- 无法继续正常活动。

产生原因

- 训练量忽然大幅增加。
- 过度旋前。
- 骨正常发育存在问题。

治疗方法

急性骨折

- 损伤后，患者应接受MRI或X线片检查，确定病情。
- 充分休息伤侧腿。
- 标准抗炎治疗。

急性骨折后

- X线片检查确认无骨折后，患者应进行矫正训练，主要目的是提高患者下肢及骨盆区域肌肉的稳定性，帮助其逐渐恢复训练（康复末期）及比赛。
- 力量训练应从肌肉等长收缩训练开始，然后是向心收缩训练，最后增加离心收缩训练。

> 配合适当恢复管理时所需的恢复时间：6~12周

锻炼方法

拉伸运动

- 一旦恢复状况允许，患者应在没有疼痛感的前提下逐渐平缓地活动膝关节及髋关节，以帮助关节完全恢复伤前的活动范围。
- 在没有疼痛感的前提下，患者应活动并拉伸所有骨盆、髋关节、膝关节及踝关节的肌肉，适应后可逐渐加大拉伸幅度。具体拉伸肌肉因人而异。

强化力量

- 康复最初阶段，患者可以采取水中慢跑的锻炼方式，减少行走时对骨的压力。
- 一旦X线片检查确认骨组织已经再生，并且患者已经可以负重时，应针对以下肌肉进行力量训练：臀大肌、臀中肌、臀小肌、腹横肌和腹外斜肌。

> 可以参考以下锻炼方式。
> - 水中慢跑（详见137页）
> - 瑞士球上仰卧伸髋（详见136页）
> - 弓步（单腿前蹲）（详见128页）

腹股沟损伤

运动性耻骨区痛

描述

运动疝是指腹外斜肌腱膜薄弱或撕裂，腹股沟管浅环膨胀，腹股沟镰与耻骨结节撕裂分离，同时也与腹股沟韧带分离。严格意义上讲，这并不是一种疝，是腹股沟区域发生的疼痛性软组织损伤。一般来说，包含大量快速扭转及变向动作的运动（如踢腿和/或其他涉及多重变向动作的运动）中，此类损伤比较常见，且多发于成年男性。

症状

- 腹股沟区有疼痛感，且运动中会感到虚弱。
- 疼痛有时可放射至内收肌及睾丸。
- 运动后腹股沟区僵硬且有疼痛感。
- 无法正常完成冲刺、扭转、踢腿等动作，或动作速度较慢。
- 咳嗽、喷嚏或大笑时可能会加重疼痛感。

产生原因

- 一般认为，其原因为外伤或过度进行冲刺、踢腿、扭转或变向等动作。
- 缺少有效的热身动作。
- 在冲击动作中无法维持骨盆稳定（核心稳定性差）。
- 内收肌紧张。
- 遗传因素。

> 配合适当恢复管理时所需的恢复时间：手术后6~12周

治疗方法

- 需要进行手术治疗，然后是所有标准康复程序，直到康复末期。

锻炼方法

拉伸运动

- 一旦炎症反应消退，患者应在没有疼痛感的前提下逐渐平缓地活动髋关节和膝关节，以帮助关节完全恢复伤前的活动范围，同时适当活动可以使瘢痕组织更好地生长排列。
- 在没有疼痛感的前提下，患者应活动并拉伸所有骨盆、髋关节、膝关节及踝关节的肌肉，适应后可以逐渐加大拉伸幅度。具体拉伸肌肉因人而异。

强化力量

- 一旦炎症反应消退，患者应针对以下肌肉进行力量训练：臀大肌、臀中肌、臀小肌、股四头肌、腘绳肌、腹肌、腰方肌及背阔肌。

> 可以参考以下锻炼方式。
> - 下腹训练（详见123页）
> - 瑞士球上仰卧侧转（详见125页）
> - 单臂推绳（详见132页）

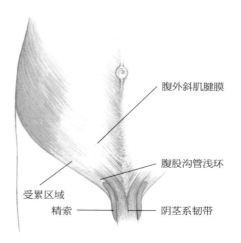

腹外斜肌腱膜

腹股沟管浅环

受累区域

精索

阴茎系韧带

腹股沟拉伤

描述

　　腹股沟拉伤即内收肌中任一条肌肉发生一级、二级或三级拉伤。包含大量冲刺、快速变向和踢腿动作的运动（如英式足球、橄榄球、网球、冰球、美式足球及短跑）中易发生腹股沟拉伤。肌肉完全撕裂的情形较为罕见。

症状

一级拉伤

- 行走时可能有一定程度的不适感。
- 有时还可继续活动。
- 活动后，不适感更加强烈。
- 肌紧张。
- 可能会存在轻微肿胀。

二级拉伤

- 中等至剧烈疼痛感。
- 伸展或收缩肌肉时有疼痛感。
- 变向时有疼痛感。
- 肌肉紧张。
- 步态会受到影响；可能出现跛行。
- 可能会存在明显肿胀及淤青。

> 配合适当恢复管理时所需的恢复时间：
> 一级拉伤：数天
> 二级拉伤：3~6周
> 三级拉伤：2~3个月

三级拉伤

- 在冲刺或变向过程中，立即出现剧烈疼痛感。
- 肌肉痉挛。
- 严重肿胀及淤青（通常24小时后出现）。
- 步态受到严重影响。

产生原因

- 在跑步或踢腿过程中，反复拉伸、收缩肌肉过程中产生的肌肉微损伤。
- 在快速变向过程中，反复加速、减速过程中产生的肌肉微损伤。
- 缺少有效的热身动作。
- 冲击动作中无法维持骨盆稳定（核心稳定性差）。
- 内收肌紧张或力量不足。

缝匠肌
拉伤
长收肌
股直肌
股外侧肌
股内侧肌
髌骨

治疗方法

急性拉伤

- 损伤发生后的24~48小时内，应用RICE方法（详见29页），避免发生进一步损伤，同时加快愈合速度。
- 标准抗炎治疗。

急性拉伤后

- 运动按摩。
- 矫正训练主要目的是提高患者下肢及腰-骨盆区域肌肉的稳定性，帮助其逐渐恢复训练（康复末期）及比赛，同时预防损伤再次发生。
- 力量训练应从肌肉等长收缩训练开始，然后是向心收缩训练，最后增加离心收缩训练。
- 三级拉伤患者可能需要接受手术治疗。

锻炼方法

拉伸运动

- 一旦炎症反应消退，患者应该在没有疼痛感的前提下，逐渐平缓地活动髋关节及膝关节，以帮助关节完全恢复伤前的活动范围，同时适当活动可以使瘢痕组织更好地生长排列。
- 在没有疼痛感的前提下，患者应活动并拉伸所有骨盆、髋关节、膝关节及踝关节的肌肉，适应后可以逐渐加大拉伸幅度。具体拉伸肌肉因人而异。

强化力量

- 一旦炎症反应消退，患者应针对以下肌肉进行力量训练：臀大肌、臀中肌、臀小肌、股四头肌、腘绳肌、腹肌、腰方肌及背阔肌。

> 可以参考以下锻炼方式。
> - 内收肌拉伸（详见105页）
> - 瑞士球上仰卧伸髋（详见136页）

腹股沟疝

描述

　　腹股沟疝是内脏通过腹壁、腹股沟区的缺损向体表突出而形成的。当腹部内容物从腹壁下动脉的内侧，即直疝三角区突出进入腹股沟管时，即为腹股沟直疝。而腹股沟斜疝是从腹股沟深环突出，腹股沟斜疝多是由于出生缺陷引起，相对比较少见。腹股沟疝患者一般为成年男性。在包含踢腿和/或多重变向动作（需要运动员快速扭转、转向）的运动中较易发生。比如在英式足球、橄榄球、美式足球及短跑等运动中，发生腹股沟疝的风险更高。

症状

非外伤性

- 腹股沟区有肿块，平躺时消失。
- 间断的牙疼感觉的钝痛感。
- 疼痛很少放射至内收肌。
- 疼痛感随运动强度的增加而加强，然后随着疲劳的增加而减轻。
- 咳嗽、打喷嚏及大笑时可以减轻疼痛感。

外伤性

- 外伤后腹股沟区、下腹部或生殖器区域出现肿块，例如橄榄球抢断动作。
- 持续疼痛感。
- 肿块区域有尖锐疼痛感、肿胀及脱色现象。

产生原因

- 外伤或频繁进行冲刺、踢腿、扭转及变向动作。
- 在冲击动作中无法维持骨盆稳定（核心稳定性差）。
- 腹部肌肉力量不足。
- 遗传因素。

> 配合适当恢复管理时所需的恢复时间：手术后6~8周

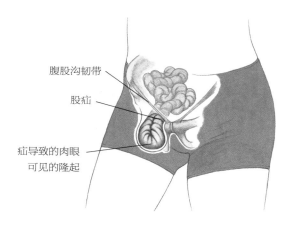

腹股沟韧带
股疝
疝导致的肉眼可见的隆起

治疗方法

- 需要进行手术治疗，然后是所有标准康复程序，直到康复末期。

锻炼方法

拉伸运动

- 一旦炎症反应消退，患者应该在没有疼痛感的前提下，逐渐平缓地活动髋关节及膝关节，以帮助关节完全恢复伤前的活动范围，同时适当活动可以使瘢痕组织更好地生长排列。
- 在没有疼痛感的前提下，患者应活动并拉伸所有骨盆、髋关节、膝关节及踝关节的肌肉，适应后可以逐渐加大拉伸幅度。具体拉伸肌肉因人而异。

强化力量

- 一旦炎症反应消退，患者应针对以下肌肉进行力量训练：腹横肌、腹内斜肌和腹外斜肌。

> 可以参考以下锻炼方式。
> - 四点支撑吸腹（详见115页）
> - 下腹训练（详见123页）
> - 伐木动作（详见138页）

耻骨骨炎

描述

耻骨骨炎是一种发生于耻骨联合处的炎症反应，相对比较罕见。英式足球、曲棍球、美式足球运动员中相对较为常见。该病易与腹股沟拉伤混淆。

症状

- 下腹部、耻骨或耻骨联合区域有疼痛感。
- 疼痛感可能集中于一侧。
- 可能出现跛行。
- 伤侧腿可能有虚弱感。

产生原因

- 耻骨联合慢性重复动作，如冲刺、踢腿和扭转。这些动作会在耻骨韧带中产生剪切力及拉力，而后松弛。
- 在冲击动作中无法维持骨盆稳定（核心稳定性差）。
- 训练过度。
- 两腿长度不一致。

治疗方法

急性损伤

- 立即休息并冰敷损伤区域。
- 标准抗炎治疗。

急性损伤后

- 根据NUCCA治疗程序进行寰椎矫正治疗（又称Atlas矫正治疗），同时进行矫正训练，以克服功能性腿长差异（常见治疗方法）。

- 利用矫形器克服结构性腿长差异（十分少见）。

> 配合适当恢复管理时所需的恢复时间：一般需要数月时间

锻炼方法

拉伸运动

- 在没有疼痛感的前提下，患者应活动并拉伸所有骨盆、髋关节、膝关节及踝关节的肌肉，适应后可以逐渐加大拉伸幅度。具体拉伸肌肉因人而异。

强化力量

- 患者应针对所有腰－骨盆－髋关节区域内力量不足的肌肉或长肌进行力量训练。同时基于生物力学评估结果，进行腹部及下肢肌肉的力量训练。

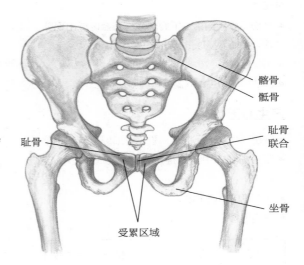

髂骨
骶骨
耻骨联合
耻骨
坐骨
受累区域

臀部损伤

髋关节滑囊炎

描述

髋关节任一滑囊出现炎症引起的疼痛，即为髋关节滑囊炎。在需要大量跑动的运动中（如英式足球、美式足球及长跑等）易出现髋关节滑囊炎。如果髋关节滑囊出现炎症，迈步时髂胫束将产生摩擦，从而产生进一步刺激。碰撞损伤（比如跌落时地面很硬且臀部着地）可能造成髋关节滑囊炎，足球运动中守门员易出现此类碰撞。

症状

- 外侧臀部有疼痛感，有触痛及肿胀现象。
- 疼痛感可能放射至下肢。
- 走路、跑步或爬楼梯时疼痛感更加强烈。

产生原因

- 肌肉平衡性差或姿势不正确。
- 过度使用。
- 受累下肢过度旋前。
- 两腿长度不一致。
- 核心稳定性下降（可能由内脏炎症引起）。
- 受累臀部摔落至硬地。

治疗方法

急性损伤

- 损伤发生后的24~48小时内，应用RICE方法（详见29页），避免发生进一步损伤，同时加快愈合速度。
- 标准抗炎治疗。

急性损伤后

- 运动按摩。

- 加热治疗。
- 矫正训练主要目的是提高患者下肢及腰–骨盆区域肌肉的稳定性，帮助其逐渐恢复训练（康复末期）及比赛。
- 力量训练应从肌肉等长收缩训练开始，然后是向心收缩训练，最后增加离心收缩训练。

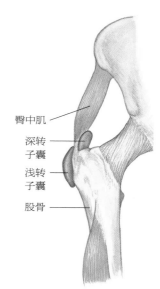

臀中肌
深转子囊
浅转子囊
股骨

锻炼方法

拉伸运动

- 患者应特别注意进行阔筋膜张肌拉伸训练，预防髂胫束产生摩擦。
- 在没有疼痛感的前提下，患者应逐渐活动并拉伸所有骨盆、髋关节、膝关节及踝关节的肌肉，适应后可逐渐加大拉伸幅度。具体拉伸肌肉因人而异。

强化力量

- 一旦患者可以负重且炎症反应已经消退，应针对以下肌肉进行力量训练：臀大肌、臀中肌、臀小肌、股四头肌、腘绳肌、腓肠肌、腹横肌和腹外斜肌。

> 配合适当恢复管理时所需的恢复时间：1~4周

可以参考以下锻炼方式。
- 阔筋膜张肌拉伸（详见112页）
- 拉力带交叉行走（详见118页）
- 脚趾触地训练（详见126页）

梨状肌综合征

描述

梨状肌为臀部深层的一块形似梨形的小肌肉。它起于骨盆内骶骨前外侧面，止于股骨大粗隆。梨状肌负责髋关节外旋，并有助于稳定髋关节和骶髂关节。梨状肌综合征是指由于梨状肌损伤而压迫坐骨神经所引起的一侧臀腿疼痛为主的病症。梨状肌综合征症状与腰椎间盘突出、腘绳肌拉伤及腘绳肌肌腱炎类似，易混淆。坐着进行的运动中（如划艇和骑自行车）易出现梨状肌综合征。

症状

● 臀部有疼痛感（断续的隐痛感）、麻木及麻刺感。
● 疼痛感可能放射至下肢，如腘绳肌、腓肠肌，有时甚至可以放射至足部。

产生原因

● 梨状肌紧张、痉挛或有疤痕组织。
● 外伤后梨状肌出现血肿。
● 核心稳定性下降。
● 受累下肢过度旋前。
● 骶髂关节不稳定。
● 髋关节外展肌力量不足或内收肌紧张。
● 伤侧梨状肌摔落至硬地（或外伤）。

治疗方法

急性损伤

● 休息、冰敷。
● 标准抗炎治疗。
● 神经肌肉治疗™。
● 主动放松术®（使用特定技术来解除可能存在的软组织粘连）。

急性损伤后

● 加热治疗、冷热交替治疗。
● 拉伸梨状肌（注意并非所有患者都应拉伸状肌）。
● 矫正训练，主要目的是提高患者下肢及腰－骨

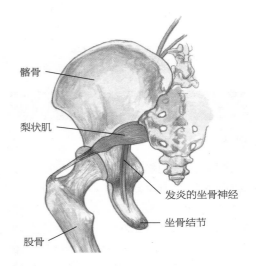

髂骨
梨状肌
发炎的坐骨神经
坐骨结节
股骨

盆区域肌肉的稳定性，帮助其逐渐恢复训练（康复末期）及比赛。

● 某些极端病例需要进行手术治疗。

> 配合适当恢复管理时所需的恢复时间：手术后6~8周，最长可达3个月

锻炼方法

拉伸运动

● 患者应特别注意进行梨状肌及内收肌的拉伸训练，防止对坐骨神经产生压迫、刺激。
● 在没有疼痛感的前提下，患者应逐渐活动并拉伸所有骨盆、髋关节、膝关节及踝关节的肌肉，适应后可以逐渐加大拉伸幅度。具体拉伸肌肉因人而异。

强化力量

● 一旦患者可以负重且炎症反应已经消退，应针对以下肌肉进行力量训练：臀大肌、臀中肌、臀小肌、腹横肌和腹外斜肌。

> 可以参考以下锻炼方式。
> ● 四点支撑吸腹（详见115页）
> ● 瑞士球上仰卧侧转（详见125页）
> ● 拉力带交叉行走（详见118页）

骶髂关节功能障碍

描述

骶髂关节（SIJ）是骶骨与髂骨间的关节。骶髂关节功能障碍是指骶髂关节炎症引起的疼痛，是背部疼痛的常见原因。

症状

- 髂后上棘（PSIS）附近，腹部有轻微至中等程度的钝痛。
- 通常情况下一侧疼痛，但也存在两侧疼痛的患者。
- 活动过程中疼痛感加重，或变为刺痛。
- 髋关节、腹股沟区及大腿后侧都可能有疼痛感。
- 臀部肌肉可能痉挛。

产生原因

- 腰–骨盆区域肌肉不平衡。
- 核心稳定性下降。
- 寰椎半脱位。
- 两腿长度不一致，可以是功能性，也可能是结构性，其中前者较常见，而后者十分少见。
- 关节炎。
- 外伤（如车祸）。
- 妊娠。

治疗方法

- 休息，不能参与常规体育活动。
- 标准抗炎治疗。
- 运动按摩和/或神经肌肉治疗™。
- 骶髂关节复位（物理疗法）。
- 寰椎矫正治疗（NUCCA治疗程序）。
- 矫正训练主要目的是提高患者下肢及腰–骨盆区域肌肉的稳定性，帮助其逐渐恢复训练（康复末期）及比赛。

> 配合适当恢复管理时所需的恢复时间：3~6周

锻炼方法

拉伸运动

- 在没有疼痛感的前提下，患者应逐渐活动并拉伸所有骨盆、髋关节、膝关节及踝关节的肌肉，适应后可加大拉伸幅度。具体拉伸肌肉因人而异。

强化力量

- 患者应针对腰–骨盆区域所有力量不足的肌肉进行力量训练。具体肌肉因人而异，但一般情况下包括腹横肌、多裂肌、臀大肌、背阔肌、竖脊肌、腹外斜肌和腹内斜肌。

> 可以参考以下锻炼方式。
> - 四点支撑吸腹（详见115页）
> - 瑞士球上仰卧侧转（详见125页）
> - 单臂拉绳（详见134页）

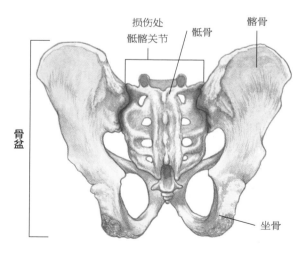

损伤处
骶髂关节　骶骨　髂骨

骨盆

坐骨

坐骨神经痛

描述

坐骨神经是人体最大的周围神经，从第四腰椎（L4）到第三骶椎（S3）沿脊神经下行，抵达臀部，然后沿大腿后面下行。构成坐骨神经的5条脊神经中的一条或多条受到压迫或刺激，或坐骨神经自身受到压迫或刺激，这两种情况下产生的疼痛即为坐骨神经痛。坐着进行的运动中（如划艇和骑自行车）易出现坐骨神经痛。

症状

- 有疼痛（断断续续隐痛感）、麻木及麻刺感。
- 腰部、臀部、腘绳肌、腓肠肌或足部都可能有疼痛感，也可能上述部位都有疼痛感。

产生原因

- 腰椎间盘突出。
- 椎管狭窄。
- 腰椎前脱离。
- 腰椎后脱离。
- 梨状肌综合征。
- 核心稳定性下降。
- 腰椎严重外伤。

治疗方法

急性损伤

- 休息，不能参与常规体育活动。
- 标准抗炎治疗。
- 运动按摩和/或神经肌肉治疗™。
- 主动放松术®。

急性损伤后

- 加热治疗或冷热交替治疗。
- 矫正训练，主要目的是提高患者下肢及腰－骨盆区域肌肉的稳定性，帮助其逐渐恢复训练（康复末期）及比赛。

- 某些极端病例需要进行手术治疗。

锻炼方法

拉伸运动

- 在没有疼痛感的前提下，患者应逐渐活动并拉伸所有骨盆、髋关节、膝关节及踝关节的肌肉，适应后可逐渐增加拉伸幅度。具体拉伸肌肉因人而异，但一般都应包括腘绳肌和下腹肌。

强化力量

- 患者应针对腰－骨盆区域所有力量不足的肌肉进行力量训练。具体肌肉因人而异，但一般情况下包括腹横肌、髋屈肌、多裂肌、腰大肌和腰部竖脊肌。

配合适当恢复管理时所需的恢复时间：手术后3~6周，最长可达3个月

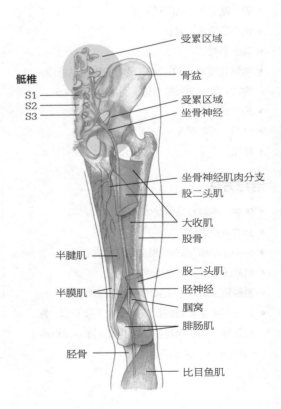

受累区域
骨盆
骶椎
S1
S2
S3
受累区域
坐骨神经
坐骨神经肌肉分支
股二头肌
大收肌
股骨
半腱肌
股二头肌
胫神经
半膜肌
腘窝
腓肠肌
胫骨
比目鱼肌

腰椎损伤

椎间关节疼痛

描述

　　椎间关节属于滑膜关节，帮助维持脊柱的稳定性，同时可以在椎间盘和椎体之间起缓冲、减震作用。椎间关节或神经受压迫都可能产生椎间关节疼痛。包含大量腰部拉伸动作的运动（如板球和体操）中容易发生椎间关节痛。

症状

- 受损关节部位持续性疼痛。
- 受损区域肌肉痉挛。
- 拉伸腰部时症状加重。
- 疼痛偶尔会放射至臀部及腘绳肌上部。

产生原因

- 腰椎高度前凸，一般超过35°，在女性中较为常见。
- 退行性椎间盘疾病。
- 两腿长度不一致，可以是功能性，也可能是结构性，前者十分常见，后者十分少见。
- 核心稳定性下降。
- 腰椎严重外伤。

治疗方法

急性损伤

- 休息，不能参与常规体育活动。
- 标准抗炎治疗。
- 运动按摩。
- 神经肌肉治疗™。

急性损伤后

- 矫正训练，主要目的是提高患者下肢及腰–骨盆区域肌肉的稳定性，帮助其逐渐恢复训练（康

复末期）及比赛。

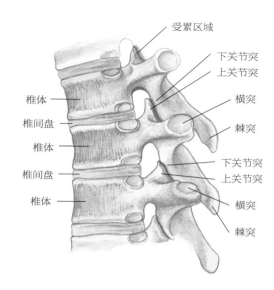

受累区域
下关节突
上关节突
椎体
横突
椎间盘
棘突
椎体
下关节突
椎间盘
上关节突
椎体
横突
棘突

> 配合适当恢复管理时所需的恢复时间：3~6周

锻炼方法

拉伸运动

- 在没有疼痛感的前提下，患者应逐渐活动并拉伸所有骨盆、髋关节、膝关节及踝关节的肌肉，适应后可逐渐增加拉伸幅度。具体拉伸肌肉因人而异，但一般都应包括腰大肌、股直肌和腰椎竖脊肌。

强化力量

- 患者应针对腰–骨盆区域所有力量不足的肌肉进行力量训练。具体肌肉因人而异，但一般情况下包括腹横肌、臀大肌、腘绳肌群及下腹肌。

> 可以参考以下锻炼方式。
> - 四点支撑吸腹（详见115页）
> - 下腹训练（详见123页）
> - 罗马尼亚式硬拉（直腿硬拉）（详见131页）

椎间盘突出——神经根压迫

描述

在构成脊柱的每节椎骨之间的是椎间盘，椎间盘中部具有髓核，髓核外包饶着纤维环。椎间盘在椎体间起减震作用，需要承受来自脊椎的压力，特别是压缩和转向产生的压力。压力过大时椎间盘向外突出，突出又可以分为膨隆型和突出型（纤维环完全破裂，髓核突向椎管）。此时突出的椎间盘可能压迫神经根，进而产生疼痛。但是，也有椎间盘突出却不引起疼痛的情况。椎间盘膨隆或突出的最常见部分是后半侧部分，因为这部分没有后纵韧带支撑。坐着的运动如划船和骑自行车，以及需要脊柱弯曲和旋转的运动（例如板球，高尔夫球和棒球）中较易出现椎间盘突出。

症状

- 有中等至剧烈的间断隐痛及麻刺感，肌肉无力、麻木。
- 腰部、臀部、腘绳肌、腓肠肌或足部都可能有疼痛感，也可能上述部位都有疼痛感。

产生原因

- 提举技术动作不佳。

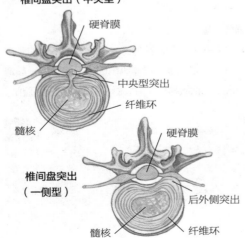

椎间盘突出（中央型）

- 硬脊膜
- 中央型突出
- 纤维环
- 髓核

椎间盘突出（一侧型）

- 硬脊膜
- 后外侧突出
- 髓核
- 纤维环

- 反复快速进行脊椎弯曲和旋转动作。
- 长期静坐可能导致腰椎前凸不足（一般<30°）。
- 腰椎高度前凸（一般超过35°），在女性中较为常见。
- 椎管狭窄。
- 腰椎前脱离。
- 腰椎后脱离。
- 退行性椎间盘疾病。
- 臀中肌力量不足（无法维持髋的侧向稳定）。
- 两腿长度不一致，可以是功能性（常见），也可能是结构性（十分少见）。
- 核心稳定性下降。
- 腰椎严重外伤。

> 配合适当恢复管理时所需的恢复时间：3~6周

治疗方法

急性损伤

- 休息，不能参与常规体育活动。
- 标准抗炎治疗。
- 运动按摩。
- 神经肌肉治疗™。
- 主动放松术®

> 可以参考以下锻炼方式。
> - 麦肯基俯卧撑（详见100页）
> - 四点支撑吸腹（详见115页）
> - 臀部与背部伸展（详见113页）

急性损伤后

- 矫正训练，主要目的是提高患者下肢及腰-骨盆区域肌肉的稳定性，帮助其逐渐恢复训练（康复末期）及比赛。
- 某些极端病例（如压迫马尾）需进行手术治疗。

锻炼方法

拉伸运动

- 在没有疼痛感的前提下，患者应逐渐活动并拉伸所有骨盆、髋关节、膝关节及踝关节的肌肉，适应后可逐渐增加拉伸幅度。具体拉伸肌肉因人而异，但一般都应包括腘绳肌和下腹肌。

强化力量

- 患者应针对腰-骨盆区域所有肌肉进行力量训练。具体肌肉因人而异，但一般情况下包括腹横肌、多裂肌、腰大肌及竖脊肌。

峡部裂和峡部完全断裂

描述

    脊椎发生退行性病变时，易导致椎弓峡部骨折，即峡部裂，而峡部完全断裂是指椎弓峡部完全断裂，导致受累椎体向前脱离。包含大量反复伸展腰椎动作的运动中（如板球和体操）容易发生椎骨滑脱及脱离。

症状

椎骨滑脱

- 受累区域有疼痛感和/或肌肉无力。
- 腰部和/或腿部感觉异常。
- 症状一般集中于一侧。
- 脊椎僵硬、强直。
- 一般情况下拉伸腰椎会使相关症状变得更严重。
- 疼痛感有时可以放射至臀部及腘绳肌上部。
- 椎体滑脱后，作为代偿腰椎前凸不足，腘绳肌紧张。

椎骨脱离

- 椎骨向前滑脱。
- 腘绳肌紧张。
- 步态异常。
- 臀部萎缩（肌肉萎缩）。
- 受累区域有疼痛感和/或肌肉无力。
- 疼痛感和/或感觉异常有时可以放射至臀部、腘绳肌、腓肠肌及足部。

> 可以参考以下锻炼方式。
> - 四点支撑吸腹（详见115页）
> - 下腹训练（详见123页）
> - 瑞士球上仰卧伸髋（详见136页）

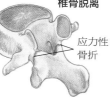

椎骨脱离

应力性骨折

- 症状一般集中于身体一侧。
- 脊椎僵硬、强直。
- 一般情况下拉伸腰椎会使相关症状变得更严重。
- 坐位及尝试站立时可能会有疼痛感。

产生原因

- 反复伸展腰椎。
- 腰椎高度前凸（一般超过35°）。

> 配合适当恢复管理时所需的恢复时间：不同病人相差可能很大，某些情况下患者可能无法完全恢复运动能力。

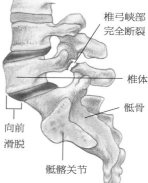

椎骨滑脱
腰椎及骶骨侧视图

椎弓峡部完全断裂

椎体

骶骨

向前滑脱

骶髂关节

- 核心稳定性下降。

治疗方法

急性损伤

- 休息，不能参与常规体育活动。
- 标准抗炎治疗。
- 运动按摩。
- 神经肌肉治疗™。

急性损伤后

- 矫正训练主要目的是提高患者下肢及腰－骨盆区域肌肉的稳定性，帮助其逐渐恢复训练（康复末期）及比赛。
- 椎骨脱离时如果保守治疗效果不佳，可能需要进行脊柱融合术。

锻炼方法

拉伸运动

- 在没有疼痛感的前提下，患者应逐渐活动并拉伸所有骨盆、髋关节、膝关节及踝关节的肌肉，适应后可逐渐增加拉伸幅度。具体拉伸肌肉因人而异。椎体滑脱患者的腘绳肌可能一直处于紧张状态，以维持椎体正常形态、减轻疼痛感。因此，拉伸腘绳肌可能会导致患者再次出现疼痛。一般情况下应注意避免拉伸腘绳肌或予以特别注意。

强化力量

- 患者应针对腰－骨盆区域所有力量不足的肌肉进行力量训练。具体肌肉因人而异。包含伸展腰椎动作的训练可能会加重相关症状，训练中应注意避免。

颈椎损伤与胸椎损伤

强直性脊柱炎

描述

　　强直性脊椎炎患者由于慢性关节炎和自身免疫性反应，导致椎骨融合在一起。患者通常感觉到受累区域僵硬不自然。此类疾病在男性中比女性更常见，普遍发生于20~40岁人群。

症状

- 脊柱及骶髂关节有疼痛及僵硬感。
- 疼痛感有时可以放射至臀部。
- 疲劳、恶心。
- 一般可能伴随眼睛的炎症反应。
- 青春期前患者的足部及踝关节可能出现疼痛及肿胀，并可能发展为跟骨骨刺。

产生原因

- 目前机制还不清楚，但是一般认为该病存在一定遗传因素的影响。
- 一种自身免疫反应。
- 有些研究认为，克雷伯氏菌属感染后机体的免疫反应可能与强直性脊柱炎有关。

治疗方法

- 运动按摩。
- 提高肌肉平衡性。
- 标准抗炎治疗。
- 标准抗菌治疗。
- 低淀粉饮食。

> 配合适当恢复管理时所需的恢复时间：目前完全恢复是不可能的。

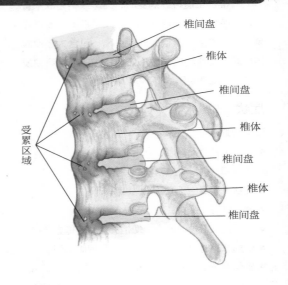

椎间盘
椎体
椎间盘
椎体
椎间盘
椎体
椎间盘
受累区域

锻炼方法

拉伸运动

- 患者应活动并拉伸所有颈部、肩部、背部及躯干上部的肌肉。具体拉伸肌肉因人而异。

强化力量

- 患者应针对颈部、肩部及背部所有力量不足的肌肉进行力量训练。具体肌肉因人而异。

> 可以参考以下锻炼方式。
> - 四点支撑吸腹（详见115页）
> - 下腹训练（详见123页）
> - 单臂拉绳（详见134页）

寰椎半脱位综合征

描述

  寰椎半脱位综合征（ASC）指头部、寰椎及颈椎不呈一条直线，脊椎肌肉组织收缩，姿态异常和短腿现象。ASC综合征的症状主要可以分为以下几部分：寰椎半脱位后机体直接的症状及表现；半脱位寰椎对中枢和外周神经系统的影响；半脱位后退行性病变带来的症状及表现。寰椎（C1，即第一颈椎）通常在头骨的枕骨下区域发生错位。可能出现头部外伤或摔倒的运动（比如英式足球、滑降滑雪、橄榄球、美式足球、拳击、武术、马术及赛车等）中，运动员容易发生ASC综合征。ASC综合征症状较为复杂，有时可能被误诊为一系列疾病的组合，此时应注意ASC发生概率要高于一系列疾病共同存在的概率。

症状

- 可能没有任何异常表现。
- 功能性两腿不等长。
- 姿势性脊柱侧凸。
- 可能会因为一个不相关的损伤产生疼痛。
- 下颈部、背部及腰部可能会有疼痛感或断续隐痛。
- 可能头痛。
- 可能有驼背。
- 骶髂关节可能存在功能障碍。
- 可能出现内脏功能紊乱。

产生原因

- 头部、颈部或肩部外伤（摔倒时手部骨折也有可能）。
- 呼吸不规律。
- 颞下颌关节肌肉平衡性差。
- 两眼视力不一致。
- 两侧前庭敏感性不同。
- 单侧足结构异常、两腿长度不一致。

治疗方法

- 寰椎矫正治疗（NUCCA治疗程序）。
- 矫正训练。
- 可能需要矫正呼吸节律、颞下颌关节肌肉平衡性、视力、前庭功能及功能性两腿不等长。

锻炼方法

拉伸运动

- 患者应活动并拉伸所有颈部、肩部、背部及躯干上部的肌肉。具体拉伸肌肉因人而异。

强化力量

- 患者应针对颈部、肩部及背部所有力量不足的肌肉进行力量训练。具体肌肉因人而异。

可以参考以下锻炼方式。
- 深层颈屈肌稳定性训练（详见119页）
- 颈部瑞士球训练（详见120页）
- 单臂哑铃耸肩（详见133页）

配合适当恢复管理时所需的恢复时间：1~4周

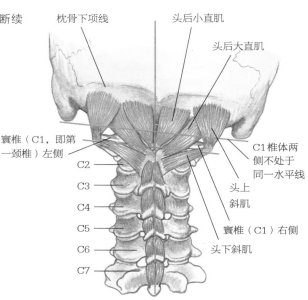

枕骨下项线　头后小直肌　头后大直肌

寰椎（C1，即第一颈椎）左侧

C2　C3　C4　C5　C6　C7

C1椎体两侧不处于同一水平线

头上斜肌

寰椎（C1）右侧

头下斜肌

休门氏病

描述

　　休门氏病是一种遗传相关疾病，患者在儿童期脊椎生长过程中，椎体前段小于后段，形成楔形椎体。随着年龄的增加和机体的生长，后半椎体的高度越来越大于前半椎体的高度，数个楔形的椎体使胸椎的后凸加大形成驼背，驼背程度从轻微到严重不同。有些患者可以正常进行体育活动，受影响较小；而有些患者可能无法参加正常体育活动。休门氏病在男性中比女性更常见。

症状

- 胸椎过度后凸（驼背）。
- 胸椎（脊柱）曲线的顶点可能存在疼痛。
- 20%~30%的患者可能有脊椎侧凸。
- 常伴随腘绳肌紧张。
- 可能存在器官损伤，但很罕见。
- 可能存在神经损伤，但很罕见。

产生原因

- 产生机制目前尚不明确，但一般认为与遗传因素有关。

治疗方法

- 运动按摩。
- 关节复位（整骨疗法或脊椎指压治疗）。
- 改善肌肉平衡性。
- 拉伸腹肌及腘绳肌。

> 配合适当恢复管理时所需的恢复时间：目前完全恢复是不可能的。

锻炼方法

拉伸运动

- 患者应活动并拉伸所有颈部、肩部、背部及躯干上部的肌肉。具体拉伸肌肉因人而异。

强化力量

- 患者应针对颈部、肩部及背部所有力量不足的肌肉进行力量训练。具体肌肉因人而异。

> 可以参考以下锻炼方式。
>
> - 腘绳肌——坐于瑞士球上（详见108页）
> - 四点支撑吸腹（详见115页）
> - 下腹训练（详见123页）

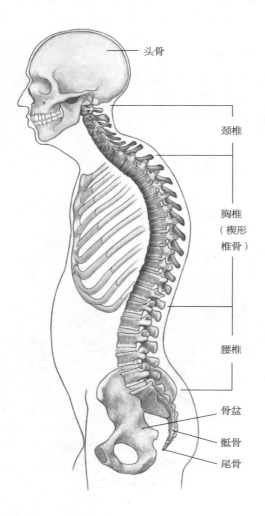

头骨

颈椎

胸椎
（楔形
椎骨）

腰椎

骨盆

骶骨

尾骨

挥鞭伤

描述

挥鞭伤是一种发生于颈部的损伤，该损伤发生时颈部常由于突然加速或突然减速（即颈部过度屈伸）产生变形。它可能导致颈部肌肉劳损和/或颈部韧带扭伤，同时还可以导致神经损伤和/或到颈椎骨折。涉及碰撞的运动，如赛车、马术、橄榄球、美式足球、滑雪、冰球和足球运动中容易出现此类损伤。

症状

- 颈部及背部出现疼痛感（可能为断续隐痛），这种疼痛感可能在损伤一段时间后才出现。
- 肩部出现牵涉痛。
- 两臂可能有麻木感。
- 头痛和/或有眩晕感。
- 可能出现视线模糊。
- 可能出现下颌损伤及功能紊乱。

产生原因

- 碰撞损伤（各种角度的碰撞都有可能）中，颈椎突然出现屈曲或伸展可能会导致此类损伤。

治疗方法

急性损伤

- 立即就医，确认是否有颈椎骨折、神经损伤及脑震荡。
- 休息，停止正常体育活动。
- 损伤后24小时内冰敷。
- 标准抗炎治疗。

急性损伤后

- 运动按摩（急性阶段后才可进行按摩）。
- 寰椎矫正治疗（NUCCA治疗程序）。
- 在没有疼痛感的前提下，患者应逐渐增加颈部

各个方向的活动范围。

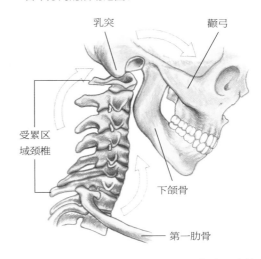

乳突　　　　　　　　　　颧弓

受累区域颈椎

下颌骨

第一肋骨

- 矫正训练，主要目的是提高患者上半身肌肉的平衡性，帮助其逐渐恢复训练（康复末期）及比赛。

> 配合适当恢复管理时所需的恢复时间：3天~3个月

锻炼方法

拉伸运动

- 在没有疼痛感的前提下，患者应活动并拉伸所有颈部、肩部、背部及躯干上部的肌肉，适应后可逐渐增大拉伸幅度。具体拉伸肌肉因人而异。

强化力量

- 患者应针对颈部、肩部及背部所有力量不足的肌肉进行力量训练。具体肌肉因人而异。

> 可以参考以下锻炼方式。
> - 深层颈屈肌稳定性训练（详见119页）
> - 颈部瑞士球训练（详见120页）
> - 单臂哑铃耸肩（详见133页）

胸部及腹部损伤

腹疝

描述

  腹疝是腹部脂肪组织及器官等通过腹壁上的薄弱点向外突出而形成的。上腹疝通常发生于在肚脐和肋骨之间的腹白线处。腹疝多发生于20多岁的男性。脐疝是指腹部内容物从脐部膨出，通常是由婴儿脐疝复发形成。

症状

- 沿着疝气的部位可能存在或可能不存在疼痛。
- 腹部腹壁薄弱处有膨出。
- 脂肪组织沿着白线膨出。
- 腹部内容物从肚脐膨出。

产生原因

- 腹腔内压力增大且周围肌肉力量不足。
- 妊娠。
- 肥胖。
- 既往手术史，腹部有疤痕组织。
- 营养不良。
- 排便用力过度。
- 遗传因素。

治疗方法

- 需要进行手术治疗，然后执行所有标准康复程序，直到康复末期。

> 配合适当恢复管理时所需的恢复时间：手术后6~8周

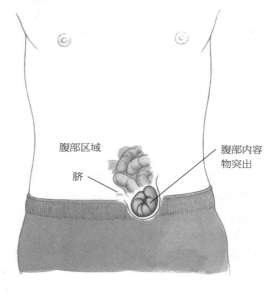

腹部区域

脐

腹部内容物突出

锻炼方法

拉伸运动

- 手术伤口愈合后，患者应尽快在没有疼痛感的前提下逐渐平缓地活动躯干，以帮助脊柱及腹部完全恢复伤前的活动范围，同时适当活动可以使瘢痕组织更好地生长排列。

强化力量

- 一旦炎症反应消退，患者应针对以下肌肉进行力量训练：腹横肌、腹内斜肌、腹外斜肌和腹直肌。

> 可以参考以下锻炼方式。
> - 四点支撑吸腹（详见115页）
> - 下腹训练（详见123页）
> - 伐木动作（详见138页）

肋软骨炎（非化脓性肋软骨肿胀）

描述

　　肋软骨将第一肋骨至第十肋骨分别连接至胸骨相应部位。肋软骨发炎时会导致胸部疼痛，即为肋软骨炎。20~40岁成人中较为常见。赛艇运动是最容易发生肋软骨炎的运动之一。

症状

- 胸部有疼痛感。
- 运动后疼痛感一般会加重。
- 可能出现发红及肿胀现象。
- 深吸气时可能会加重疼痛感。

产生原因

- 胸部反复微损伤。
- 胸部外伤，比如车祸中胸部撞击方向盘。
- 有人认为上呼吸道感染与肋软骨炎有关。

治疗方法

急性损伤

- 休息，避免可能会加重症状的疼痛。
- 标准抗炎治疗。

急性损伤后

- 加热治疗。

> 配合适当恢复管理时所需的恢复时间：4周~6个月

锻炼方法

拉伸运动

- 没有特定的有助愈合的拉伸运动。

强化力量

- 没有特定的有助愈合的强化运动。

图中以红色表示损伤部位

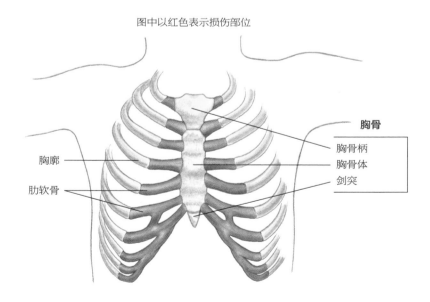

胸骨

胸廓

肋软骨

胸骨柄
胸骨体
剑突

胸大肌拉伤

描述

　　胸大肌位于胸廓的前上部，起自锁骨内侧半、胸骨和第一到第六肋软骨，肌束向外侧集中，止于肱骨大结节嵴。胸大肌拉伤即为胸大肌发生一级、二级或三级拉伤。患者几乎全部集中于20~50岁的男性。

症状

- 胸部及大臂出现疼痛感。
- 拉伤侧手臂虚弱无力。
- 淤青。
- 肌肉完全撕裂时皮肤表面形成凹陷。

产生原因

- 力量运动（如举重），尤其是仰卧推举。
- 接触型运动中的封阻及拦截等动作。
- 应用类固醇可能会增加胸大肌拉伤的风险。

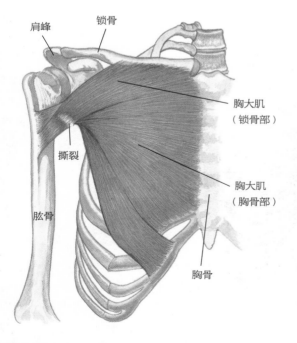

肩峰
锁骨
胸大肌（锁骨部）
撕裂
胸大肌（胸骨部）
肱骨
胸骨

治疗方法

急性拉伤

- 损伤发生后的24~48小时内，应用RICE方法（详见29页），避免发生进一步损伤，同时加快愈合速度。
- 标准抗炎治疗。

急性拉伤后

- 运动按摩。
- 矫正训练，主要目的是提高患者上半身肌肉的平衡性，帮助其逐渐恢复训练（康复末期）及比赛，同时预防损伤再次发生。
- 力量训练应从肌肉等长收缩训练开始，然后是向心收缩训练，最后增加离心收缩训练。
- 三级拉伤患者可能需要接受手术治疗。

> 配合适当恢复管理时所需的恢复时间：
> 一级拉伤：数天
> 二级拉伤：3~6周
> 三级拉伤：2~3个月

锻炼方法

拉伸运动

- 患者应该在没有疼痛感的前提下，逐渐平缓地活动肩关节。
- 患者应活动并拉伸所有颈部、肩关节、背部及躯干上部的肌肉。具体拉伸肌肉因人而异。

强化力量

- 患者应针对颈部、肩部及背部所有力量不足的进行力量训练。具体肌肉因人而异。

> 可以参考以下锻炼方式。
> - 俯卧马步（详见122页）
> - 单臂推绳（详见132页）

肋骨骨折

描述

　　12根肋骨中任一根骨折即为肋骨骨折。在接触型运动中较为常见，拳头或肘部对肋骨的打击或者跌落至硬面如地面，都可能使运动员肋骨骨折。橄榄球、美式足球、拳击和武术运动员特别容易出现肋骨骨折。

症状

- 骨折部位有疼痛感及肿胀现象。
- 呼吸困难。
- 咳嗽及打喷嚏时有疼痛感。

产生原因

- 胸廓外伤。
- 拳头、肘关节撞击肋骨或踢在肋骨上。
- 跌落至硬面导致胸廓着地。

治疗方法

- 休息是唯一有用的方法。
- 需要医疗护理。

> 配合适当恢复管理时所需的恢复时间：3~12周

锻炼方法

拉伸运动

- 没有合适的拉伸运动。

强化力量

- 没有特定的有助于愈合的强化运动。
- 损伤愈合后，针对核心肌群进行力量训练有助于预防肋骨再次发生损伤。

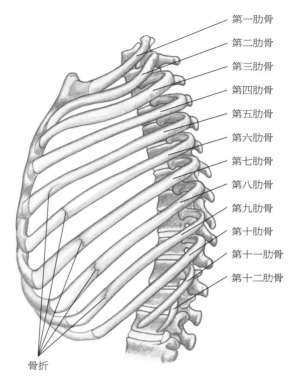

第一肋骨
第二肋骨
第三肋骨
第四肋骨
第五肋骨
第六肋骨
第七肋骨
第八肋骨
第九肋骨
第十肋骨
第十一肋骨
第十二肋骨

骨折

可以参考以下锻炼方式。

- 四点支撑吸腹（详见115页）
- 伐木动作（单详见138页）
- 硬拉（详见127页）

胸锁关节扭伤

描述

胸锁关节（SC）关节是连接胸骨和锁骨的滑膜关节；它由关节盘分割成上、下两部分，周围由四个韧带加强。胸锁关节扭伤是指胸锁关节的一条或多条韧带的一级、二级或三级扭伤。可能造成运动员躯干外伤或跌倒的运动中（例如英式足球、滑降滑雪、橄榄球、美式足球、拳击、武术、马术和赛车运动）容易出现胸锁关节扭伤。

症状

- 关节部位有触痛感。
- 疼痛放射至肩关节。

产生原因

- 躯干或肩关节外伤。
- 跌倒时用手减弱下降的力量。

治疗方法

- 休息，停止日常训练。

- 立即就医，注意胸锁关节附近有很多重要的大血管。

配合适当恢复管理时所需的恢复时间：3~4周

锻炼方法

拉伸运动

- 一旦患者情况允许，应该在没有疼痛感的前提下逐渐平缓地活动肩膀，以帮助脊柱和腹部完全恢复伤前的活动范围，适当的活动也可以使瘢痕组织更好地生长排列。

强化力量

- 没有特定的有助于愈合的强化运动。
- 可以选择闭链运动作为整个康复训练的开始。

可以参考以下锻炼方式。
- 俯卧马步（详见122页）

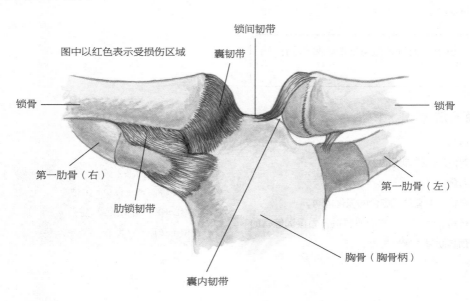

锁间韧带

图中以红色表示受损伤区域　　囊韧带

锁骨　　　　　　　　　　　　　　　　　　　　　锁骨

第一肋骨（右）

　　　　　　　　　　　　　　　　　第一肋骨（左）

肋锁韧带

胸骨（胸骨柄）

囊内韧带

肩部损伤

肩锁关节扭伤

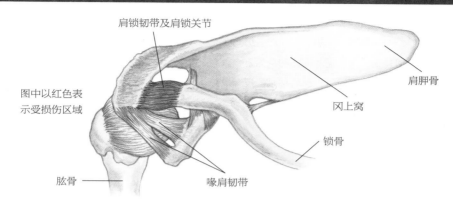

肩锁韧带及肩锁关节

图中以红色表示受损伤区域

肩胛骨

冈上窝

锁骨

肱骨

喙肩韧带

描述

肩锁关节（AC）是将肩胛骨的肩峰连接至锁骨的滑膜关节，周围由三根韧带加固。肩锁关节扭伤是指包饶肩锁关节的一条或多条韧带的一级、二级或三级扭伤。可能造成运动员躯干外伤或跌倒的运动中（例如英式足球、滑降滑雪、橄榄球、美式足球、拳击、武术、马术和赛车运动）容易出现肩锁关节扭伤。

症状

- 关节部位有触痛感。
- 整个肩关节都有疼痛感。
- 可能出现肿胀。

产生原因

- 躯干或肩关节外伤。
- 用手减弱下降的力量。

治疗方法

- 休息，停止日常训练。
- 损伤后，胳膊可能需要立即用悬带固定。

- 绷带包扎。
- 标准抗炎治疗。
- 韧带完全撕裂患者可能需要进行手术治疗。

> 配合适当恢复管理时所需的恢复时间：3周～4个月

锻炼方法

拉伸运动

- 一旦患者情况允许，应该在没有疼痛感的前提下逐渐平缓地活动肩膀，以帮助脊柱和腹部完全恢复伤前的活动范围，同时适当活动可以使瘢痕组织更好地生长排列。

强化力量

- 没有特定的强化运动，有助于愈合。
- 可以选择闭链运动作为整个康复训练的开始。

> 可以参考以下锻炼方式。
> - 胸小肌拉伸（详见110页）
> - 眼镜蛇式俯卧（详见114页）
> - 俯卧马步（详见122页）

肱二头肌拉伤

描述

　　肱二头肌长头起于肩胛骨盂上粗隆，短头起于肩胛骨喙突，止于桡骨粗隆和前臂筋腱膜。肱二头肌任一条肌肉或肌腱发生一级、二级或三级撕裂即为肱二头肌拉伤。最常见的损伤部位为是肱二头肌长头近端肌腱，同时可伴随肩袖肌群拉伤和/或肩关节盂唇撕裂。需要进行规律举重训练或比赛的运动员易发生肱二头肌拉伤。

症状

- 上臂突然产生尖锐疼痛感。
- 可能会听到折断声。
- 受累区域有触痛感。
- 受累上肢力量不足。
- 完全撕裂时，肌肉可能会聚集隆起。

产生原因

- 举重过重，肘关节负荷过度。
- 上交叉综合征（详见术语表141页）。
- 肱二头肌肌腱撞击肩峰。

治疗方法

急性拉伤

- RICE方法（详见29页）。
- 标准抗炎治疗。

急性拉伤后

- 运动按摩。
- 在患者没有疼痛感的前提下，逐渐增加肩关节及肘关节的活动范围。
- 矫正训练，主要目的是提高患者上半身肌肉的平衡性，帮助其逐渐恢复训练

（康复末期）及比赛，同时预防损伤再次发生。

- 力量训练应从肌肉等长收缩训练开始，然后是向心收缩训练，最后增加离心收缩训练。
- 某些完全撕裂病例可能需要进行手术治疗。

> 配合适当恢复管理时所需的恢复时间：
> 一级拉伤：数天
> 二级拉伤：3~6周
> 三级拉伤：2~3个月

锻炼方法

拉伸运动

- 在患者没有疼痛感的前提下，逐渐增加肩关节的活动范围。
- 患者应逐渐活动并拉伸所有颈部、肩部、背部及躯干上部的肌肉。具体拉伸肌肉因人而异。一般来说肱二头肌拉伤患者胸小肌都会处于一个比较紧张的状态，常需进行拉伸。

强化力量

- 患者应针对颈部、肩部及背部所有力量不足的肌肉进行力量训练。具体肌肉因人而异。
- 肱二头肌拉伤患者的菱形肌、斜方肌（中束）、小圆肌、冈下肌、颈长肌和头长肌通常都会力量不足。

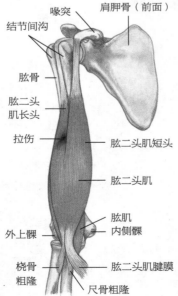

喙突　肩胛骨（前面）
结节间沟
肱骨
肱二头肌长头
拉伤　肱二头肌短头
肱二头肌
外上髁　肱肌　内侧髁
桡骨粗隆　肱二头肌腱膜
尺骨粗隆

> 可以参考以下锻炼方式。
> - 眼镜蛇式俯卧（详见114页）
> - 俯卧马步（详见122页）
> - 肩袖缆绳训练（详见116页）

肩关节脱位

描述

当肱骨头与盂肱关节内的肩胛骨分离时，即为肩部脱位。肩关节脱位按肱骨头的位置分为前脱位（约占全部脱位的95%）、后脱位（约占全部脱位的4%）或下脱位（约占全部脱位的1%）。肩关节是人体活动幅度最大，也是最不稳定的关节，因此肩关节是最常发生脱位的关节。脱位时关节囊、韧带、骨、血管、神经和肌腱常常同时发生损伤。参加易对躯干造成损伤的运动（如英式足球、滑降滑雪、橄榄球、美式足球、拳击、武术、马术和赛车中）的运动员更容易发生肩关节脱位。

症状

- 肩关节附近有明显疼痛感。
- 伤侧胳膊无法活动。
- 肩关节明显错位。
- 伤侧胳膊可能感到麻木。

产生原因

- 躯干或肩关节外伤。
- 跌倒时用手减弱下降的力量，尤其是手臂外展或旋转角度很大时。

治疗方法

急性错位

- 一般情况下都需要进行手术治疗。
- 休息，停止正常体育活动。
- 损伤后，胳膊可能需要立即用悬带固定。
- 用绷带包扎。
- 标准抗炎治疗。

急性错位后

- 在患者没有疼痛感的前提下，逐渐增加肩关节的活动范围。
- 矫正训练，主要目的是提高患者上半身肌肉的平衡性，帮助其逐渐恢复训练（康复末期）及比赛，同时预防损伤再次发生。
- 力量训练应从肌肉等长收缩训练开始，然后是向心收缩训练，最后增加离心收缩训练。

> 配合适当恢复管理时所需的恢复时间：3~4个月

锻炼方法

拉伸运动

- 一旦患者状况允许，应尽快在没有疼痛感的前提下逐渐平缓地活动肩部，以帮助脊柱及腹部完全恢复伤前的活动范围，同时适当活动可以使瘢痕组织更好地生长排列。

强化力量

- 没有特定的强化运动，有助于愈合。
- 可以选择闭链运动作为整个康复训练的开始。

> 可以参考以下锻炼方式。
> - 肩关节活动（详见103页）
> - 俯卧马步（详见122页）
> - 肩袖缆绳训练（详见116页）

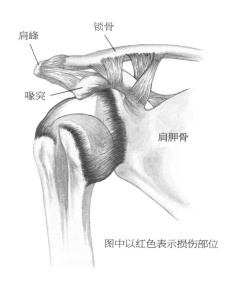

图中以红色表示损伤部位

锁骨
肩峰
喙突
肩胛骨

锁骨骨折

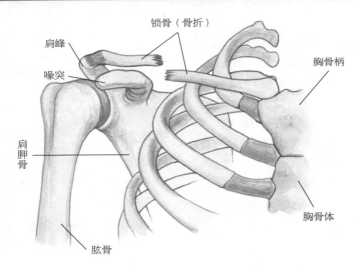

肩峰　喙突　肩胛骨　肱骨

锁骨（骨折）　胸骨柄　胸骨体

描述

撞击锁骨、重重跌落时肩膀着地或张开手臂在跌倒过程中起缓冲作用时都有可能造成锁骨骨折，两侧锁骨均有可能骨折。橄榄球、冰球和美式足球等运动中，运动员容易出现锁骨骨折。

症状

- 剧烈疼痛感。
- 骨折部位出现肿胀。
- 可能出现肉眼可见的变形。

产生原因

- 锁骨外伤。
- 重重跌落时肩膀着地。
- 张开手臂在下降过程中起缓冲作用。

治疗方法

- 休息。
- 标准抗炎治疗。
- 损伤后用悬带固定伤侧胳膊1~2周。
- 标准抗炎治疗及镇痛治疗。

- 某些病例可能需要进行手术治疗。

配合适当恢复管理时所需的恢复时间：3~4周

锻炼方法

拉伸运动

- 1~2周后，患者应该在没有疼痛感的前提下，逐渐在各个运动平面活动肩关节，适应后可逐渐增加活动范围。
- 患者应逐渐活动并拉伸所有颈部、肩部、背部及躯干上部的肌肉。具体拉伸肌肉因人而异。一般来说患者胸小肌都会处于一个比较紧张的状态，常需进行拉伸。

强化力量

- 患者应针对颈部、肩部及背部所有力量不足的肌肉进行力量训练。具体肌肉因人而异。

可以参考以下锻炼方式。
- 肩关节活动（详见103页）

肩周炎

描述

肩周炎患者因肩关节囊出现炎症而感到肩部疼痛，同时还会感觉肩关节僵硬、正常活动受限。在女性及40岁以上成年人中肩周炎发病率较高。糖尿病、脑卒中、肺部疾病及心脏疾病等也是肩周炎的危险因素。

症状

- 伤侧肩部有断续隐痛及无力感。
- 肩关节的活动范围严重受限。
- 患者常无法进行日常活动。
- 躺向伤侧时有疼痛感，常会影响患者睡眠质量。
- 肌肉萎缩。

产生原因

- 肩关节既往损伤。
- 近期进行过肩部手术。
- 风湿性疾病。

治疗方法

急性损伤

- 标准抗炎治疗。
- 运动按摩。
- 针灸。

急性损伤后

- 加热治疗。
- 在患者没有疼痛感的前提下，逐渐增加肩部的活动范围。
- 可能需要在对患者进行麻醉后进行处理。
- 矫正训练，主要目的是提高患者上半身肌肉的平衡性，帮助其逐渐恢复训练（康复末期）及比赛，同时预防损伤再次发生。
- 力量训练应从肌肉等长收缩训练开始，然后是向心收缩训练，最后增加离心收缩训练。

- 某些极端病例可能需要进行手术治疗。

> 配合适当恢复管理时所需的恢复时间：3~12个月

锻炼方法

拉伸运动

- 患者应该在没有疼痛感的前提下，逐渐增加肩关节活动范围。
- 患者应逐渐活动并拉伸所有颈部、肩部、背部及躯干上部的肌肉。

强化力量

- 患者应针对颈部、肩部及背部所有力量不足的肌肉进行力量训练。具体肌肉因人而异。

> 可以参考以下锻炼方式。
> - 肩关节活动（详见103页）

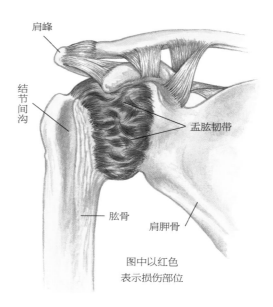

肩峰

结节间沟

盂肱韧带

肱骨

肩胛骨

图中以红色表示损伤部位

盂唇撕裂

描述

　　肩关节盂唇是关节盂边缘上起加深关节盂作用的软骨盘。很多情况下可以发生盂唇撕裂，常见于棒球、板球、排球、游泳及网球等运动。这是因为在这些运动中，运动员的手臂常处于过顶姿势。

症状

- 肩膀附近有搏动性钝痛。
- 患者常因为肩部疼痛感难以入睡。
- 伤侧上肢无力。
- 可能会有皮肤被抓或捏的感觉。
- 举手过肩的动作通常会加重症状。
- 肩关节的活动范围可能受限。

产生原因

- 反复、快速的举手过肩动作。
- 上交叉综合征。
- 肩关节稳定性差。
- 肩部外伤，包括肩关节脱位。
- 肱二头肌损伤。

治疗方法

急性损伤

- 可能需要手术治疗以修复盂唇。
- 休息，不能进行举手过肩动作。
- 标准抗炎治疗。

急性损伤后

- 运动按摩。
- 用绷带包扎。
- 在没有疼痛感的前提下，逐渐增加肩部的活动范围。
- 矫正训练，主要目的是提高患者上半身肌肉的平衡性，帮助其逐渐恢复训练（康复末期）及比赛，预防损伤再次发生。
- 力量训练应从肌肉等长收缩训练开始，然后是

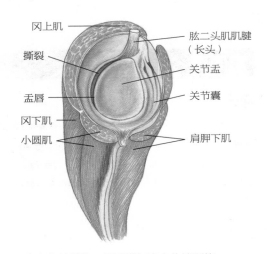

向心收缩训练，最后增加离心收缩训练。

> 配合适当恢复管理时所需的恢复时间：手术后最长需要一年时间

锻炼方法

拉伸运动

- 患者应该在没有疼痛感的前提下，逐渐增加肩关节活动范围。
- 患者应逐渐活动并拉伸所有颈部、肩部、背部及躯干上部的肌肉。具体拉伸肌肉因人而异。一般来说患者胸小肌都会处于一个比较紧张的状态，常需进行拉伸。

强化力量

- 患者应针对颈部、肩部及背部所有力量不足的肌肉进行力量训练。具体肌肉因人而异。
- 逐渐增加关节负荷强度，一般以闭链运动作为整个康复训练的开始。
- 盂唇撕裂患者的菱形肌、斜方肌（中束）、小圆肌、冈下肌、颈长肌和头长肌通常都会力量不足。

> 可以参考以下锻炼方式。
> - 眼镜蛇式俯卧（详见114页）
> - 俯卧马步（详见122页）
> - 肩袖缆绳训练（详见116页）

肩撞击综合征（游泳肩或投掷肩）

描述

夹在喙肩弓与肱骨头之间的肩袖肌腱遭受磨损和撞击，持续的撞击导致肩袖肌腱敏感并出现炎症反应，即为肩部撞击综合征。如果不及时治疗，可能发展为肩袖肌腱拉伤。此损伤常见于棒球、板球、排球、游泳及网球等运动，因为在这些运动中，运动员的手臂常处于过顶姿势。

症状

- 伤侧手臂有疼痛感、虚弱无力，失去活动能力。
- 举手过肩的动作通常会加重症状。
- 肩关节的活动范围可能受限。

产生原因

- 上交叉综合征。
- 骨刺。
- 肩关节稳定性差。

治疗方法

急性损伤

- 休息，不能进行手臂过肩动作。
- 标准抗炎治疗。

急性损伤后

- 运动按摩。
- 用绷带包扎。
- 在没有疼痛感的前提下，逐渐增加肩部的活动范围。
- 矫正训练，主要目的是提高患者上半身肌肉的平衡性，帮助其逐渐恢复训练（康复末期）及比赛，预防损伤再次发生。
- 力量训练应从肌肉等长收缩训练开始，然后是向心收缩训练，最后增加离心收缩训练。
- 有些患者可能需要进行手术治疗，以切除骨刺。

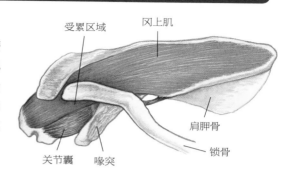

受累区域　　冈上肌　　肩胛骨　　锁骨　　关节囊　　喙突

配合适当恢复管理时所需的恢复时间：3~6周

锻炼方法

拉伸运动

- 患者应该在没有疼痛感的前提下，逐渐增加肩关节活动范围。
- 患者应逐渐活动并拉伸所有颈部、肩部、背部及躯干部位的肌肉。具体拉伸肌肉因人而异。一般来说患者的胸小肌都会处于一个比较紧张的状态，常需进行拉伸。

强化力量

- 患者应针对颈部、肩部及背部所有力量不足的肌肉进行力量训练。具体肌肉因人而异。
- 肩部撞击综合征患者的菱形肌、斜方肌（中束）、小圆肌、冈下肌、颈长肌和头长肌通常都会力量不足。

可以参考以下锻炼方式。
- 胸小肌拉伸（详见110页）
- 眼镜蛇式俯卧（详见114页）
- 俯卧马步（详见122页）

肩袖损伤

描述

　　肩袖肌肉由冈上肌、冈下肌、小圆肌以及肩胛下肌组成。肩袖肌肉或肌腱发生一级、二级或三级撕裂，即为肩袖损伤。肩袖肌腱比肌肉更容易受伤，而最易受损伤的肌肉为冈上肌。肩袖损伤是一种常见的肩部损伤，常见于棒球、板球、排球、游泳及网球等运动，因为在这种运动中，运动员的手臂常处于过顶姿势。

症状

- 肩膀外侧区域有疼痛感。
- 举起手臂时有疼痛感。
- 伤侧手臂无力。
- 举手过肩的动作通常会加重症状。
- 肩关节的活动范围可能受限。

产生原因

- 上交叉综合征。
- 骨刺。
- 肩关节稳定性差。

治疗方法

急性损伤

- 休息，不能进行举手过肩动作。

- 标准抗炎治疗。

急性损伤后

- 运动按摩。
- 用绷带包扎。
- 在没有疼痛感的前提下，逐渐增加肩部的活动范围。
- 矫正训练，主要目的是提高患者上半身肌肉的平衡性，帮助其逐渐恢复训练（康复末期）及比赛，预防损伤再次发生。
- 力量训练应从肌肉等长收缩训练开始，然后是向心收缩训练，最后增加离心收缩训练。
- 有些患者可能需要进行手术治疗，以切除骨刺。

锻炼方法

拉伸运动

- 患者应该在没有疼痛感的前提下，逐渐增加肩关节的活动范围。
- 患者应逐渐活动并拉伸所有颈部、肩部、背部及躯干上部的肌肉。具体拉伸肌肉因人而异。一般来说患者胸小肌都会处于一个比较紧张的状态，常需进行拉伸。

强化力量

- 患者应针对颈部、肩部及背部所有力量不足的肌肉进行力量训练。具体肌肉因人而异。
- 肩袖损伤患者的菱形肌、斜方肌（中束）、小圆肌、冈下肌、颈长肌和头长肌通常都会力量不足。

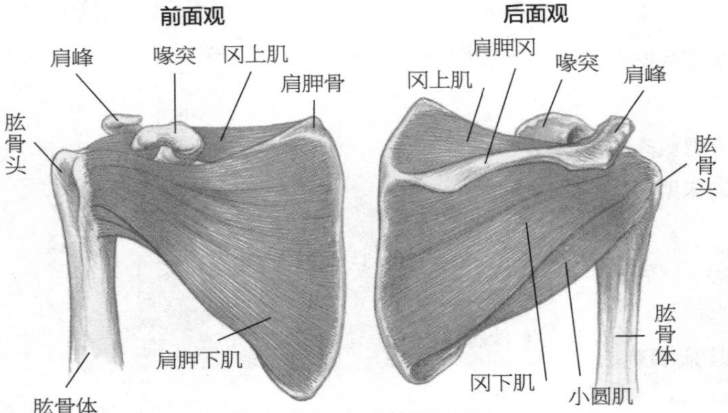

前面观

肩峰　喙突　冈上肌　肩胛骨　肱骨头　肩胛下肌　肱骨体

后面观

肩胛冈　冈上肌　喙突　肩峰　肱骨头　肱骨体　冈下肌　小圆肌

图中以深红色表示损伤区域

配合适当恢复管理时所需的恢复时间：

一级撕裂：数日

二级撕裂：3~6周

三级撕裂：2~3个月

可以参考以下锻炼方式。

- 眼镜蛇式俯卧（详见114页）
- 俯卧马步（详见122页）
- 肩袖缆绳训练（详见116页）

肘部损伤

肱骨内上髁炎（高尔夫球肘）

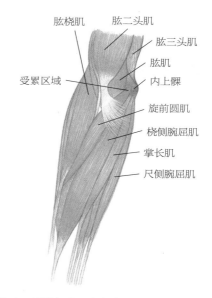

肱桡肌　肱二头肌
肱三头肌
肱肌
受累区域　内上髁
旋前圆肌
桡侧腕屈肌
掌长肌
尺侧腕屈肌

描述

  肱骨内上髁部是前臂伸肌群的起点。一般认为高尔夫球肘是由于肘、腕反复用力长期劳累或用力过猛、过久，屈肌肌腱受到反复的牵拉刺激造成的微损伤。尽管该病以高尔夫球肘命名，但实际上它几乎可以发生于所有运动中，在棒球和板球等投掷运动中更为常见。

症状

- 内上髁区域有疼痛感。
- 握紧物体时，疼痛可以向下放射至小臂。

产生原因

- 手臂长期劳累、过度使用。
- 在投掷运动中，肘部快速减速。
- 肱骨内上髁受到直接外伤。
- 运动量突然增加。

治疗方法

急性损伤

- 休息，不能参与常规体育活动和训练。
- 损伤后24~48小时内冰敷。
- 标准抗炎治疗。

急性损伤后

- 加热治疗。
- 运动按摩。
- 主动放松术®。
- 在没有疼痛感的前提下，逐渐增加腕关节及肘关节的活动范围。
- 矫正训练，主要目的是提高患者上半身肌肉的平衡性，帮助其逐渐恢复训练（康复末期）及

比赛，预防损伤再次发生。

- 力量训练应从肌肉等长收缩训练开始，然后是向心收缩训练，最后增加离心收缩训练。

> 配合适当恢复管理时所需的恢复时间：3周~3个月

锻炼方法

拉伸运动

- 患者应该在没有疼痛感的前提下，逐渐增加腕关节及肘关节活动范围。
- 患者应逐渐活动并拉伸所有颈部、肩部、背部及躯干上部的肌肉。具体拉伸肌肉因人而异。

强化力量

- 患者应针对颈部、肩部及背部所有力量不足的肌肉进行力量训练。具体肌肉因人而异。
- 前臂屈肌力量训练时，等长收缩、向心收缩和离心收缩的训练内容都应包括在内。

> 可以参考以下锻炼方式。
> - 屈腕（详见140页）
> - 实心球肩内旋（详见130页）

正中神经卡压

描述

正中神经通过肘关节时，常见的卡压位置有：Struthers 韧带处（非常罕见）、肱二头肌腱膜处或旋前圆肌两头处。如果患者不能尽早治疗，可能会导致手臂和手部出现永久性麻痹。

症状

- 腕伸肌区域敏感，且有断续的钝痛感。
- 前臂有疼痛感、麻木及麻刺感，腕部及手部也可能有类似感觉。
- 患者可出现大鱼际桡侧肌肉萎缩。

产生原因

- 肌肉、肌腱或韧带的炎症反应。
- 骨生长发育异常，肿瘤及其他占位性病变。

治疗方法

急性损伤

- 休息，停止会使症状加重的活动。
- 冰敷治疗。
- 标准抗炎治疗。
- 运动按摩。
- 主动放松术®。

急性损伤后

- 在没有疼痛感的前提下，逐渐增加腕关节及肘关节的活动范围。
- 矫正训练，主要目的是提高患者上半身肌肉的平衡性，帮助其逐渐恢复训练（康复末期）及比赛，预防损伤再次发生。
- 力量训练应从肌肉等长收缩训练开始，然后是向心收缩训练，最后增加离心收缩训练。注意可能需要增加前臂肌肉的力量训练。
- 某些极端病例可能需要进行手术治疗。

锻炼方法

拉伸运动

- 患者应该在没有疼痛感的前提下，逐渐增加腕关节及肘关节活动范围。
- 正中神经需要进行相应的松动（正中神经锻炼）。
- 患者应逐渐活动并拉伸所有颈部、肩部、背部及躯干上部的肌肉。具体拉伸肌肉因人而异。

强化力量

- 患者应针对颈部、肩部及背部所有力量不足的肌肉进行力量训练。具体肌肉因人而异。
- 前臂屈肌、旋后肌及旋前肌力量训练时，应包括等长收缩、向心收缩和离心收缩的训练内容。

可以参考以下锻炼方式。
- 正中神经松动（详见101页）
- 屈腕（详见140页）
- 单臂推绳（详见132页）

配合适当恢复管理时所需的恢复时间：6~12周

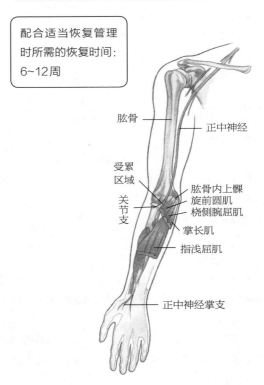

肱骨

正中神经

受累区域

关节支

肱骨内上髁
旋前圆肌
桡侧腕屈肌

掌长肌

指浅屈肌

正中神经掌支

桡神经卡压（桡管综合征）

描述

桡神经卡压症状容易与网球肘混淆。桡神经通过外上髁时，被出现炎症反应的肌肉及肌腱夹住或压迫，即为桡神经卡压。外上髁直接外伤也可能会损伤桡神经。

症状

- 腕伸肌区域敏感，且有断续的钝痛感。
- 麻木及麻刺感。
- 负荷状态下旋后时，疼痛感会加重。

产生原因

- 桡管周围肌肉出现炎症。
- 肘关节外侧受到撞击。

治疗方法

急性损伤

- 休息，停止会使症状加重的活动，尤其是腕关节伸展、旋前及旋后等动作。
- 冰敷治疗。
- 标准抗炎治疗。
- 运动按摩。
- 主动放松术®。

急性损伤后

- 在没有疼痛感的前提下，逐渐增加腕关节及肘关节的活动范围。
- 矫正训练主要目的是提高患者上半身肌肉的平衡性，帮助其逐渐恢复训练（康复末期）及比赛，预防损伤再次发生。

- 力量训练应从肌肉等长收缩训练开始，然后是向心收缩训练，最后增加离心收缩训练。注意可能需要增加前臂肌肉的力量训练。

> 配合适当恢复管理时所需的恢复时间：4~6周

锻炼方法

拉伸运动

- 患者应该在没有疼痛感的前提下，逐渐增加腕关节及肘关节的活动范围。
- 桡神经需要进行相应的活动（桡神经锻炼）。
- 患者应逐渐活动并拉伸所有颈部、肩部、背部及躯干上部的肌肉。具体拉伸肌肉因人而异。

强化力量

- 患者应针对颈部、肩部及背部所有力量不足的肌肉进行力量训练。具体肌肉因人而异。
- 前臂伸肌、旋后肌及旋前肌力量训练时，应包括等长收缩、向心收缩和离心收缩的训练内容。

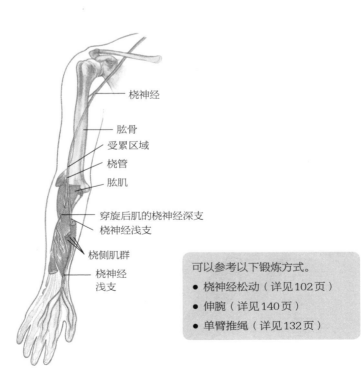

桡神经
肱骨
受累区域
桡管
肱肌
穿旋后肌的桡神经深支
桡神经浅支
桡侧肌群
桡神经浅支

> 可以参考以下锻炼方式。
>
> - 桡神经松动（详见102页）
> - 伸腕（详见140页）
> - 单臂推绳（详见132页）

网球肘

描述

网球肘指的是附着于肱骨外侧髁的腕伸肌腱发炎疼痛。一般认为，手臂长时间过度使用、长期劳累，容易诱发伸肌肌腱微损伤。外上髁的直接外伤和及桡神经卡压也可能是造成网球肘的原因。尽管该病以网球肘命名，但实际上它几乎可以发生于所有运动中。此病在30岁以上人群中更常见。

症状

- 外上髁区域有疼痛感。
- 伸腕、抓推时常会产生疼痛感。

产生原因

- 长期过度使用手臂。
- 在举手过顶动作中，腕快速减速，尤其在网球运动中常见。
- 肱骨外上髁受到直接外伤。
- 桡神经与肘关节关节囊粘连。

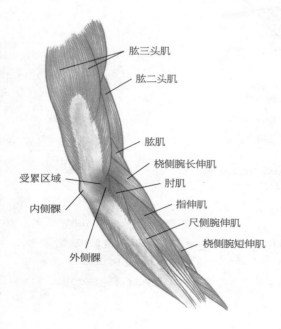

肱三头肌
肱二头肌
肱肌
桡侧腕长伸肌
肘肌
受累区域
指伸肌
内侧髁
尺侧腕伸肌
桡侧腕短伸肌
外侧髁

治疗方法

急性损伤

- 休息，停止正常体育活动和训练。
- 损伤后24~48小时内冰敷。
- 标准抗炎治疗。

急性损伤后

- 加热治疗。
- 运动按摩。
- 主动放松术®。
- 在没有疼痛感的前提下，逐渐增加腕关节及肘关节的活动范围。
- 矫正训练，主要目的是提高患者上半身肌肉的平衡性，帮助其逐渐恢复训练（康复末期）及比赛，预防损伤再次发生。
- 力量训练应从肌肉等长收缩训练开始，然后是向心收缩训练，最后增加离心收缩训练。

> 配合适当恢复管理时所需的恢复时间：3周~3个月

锻炼方法

拉伸运动

- 患者应该在没有疼痛感的前提下，逐渐增加腕关节及肘关节活动范围。
- 患者应逐渐活动并拉伸所有颈部、肩部、背部及躯干上部的肌肉。具体拉伸肌肉因人而异。

强化力量

- 患者应针对颈部、肩部及背部所有力量不足的肌肉进行力量训练。具体肌肉因人而异。
- 前臂伸肌力量训练时，等长收缩、向心收缩和离心收缩的训练内容都应包括。

> 可以参考以下锻炼方式。
> - 伸腕（详见140页）
> - 实心球肩外旋（详见129页）

腕部损伤

手舟骨骨折

描述

手舟骨是位于手掌拇指侧、桡骨茎突远侧的一块花生型骨。它是腕关节八块腕骨之一。手舟骨是腕骨中最容易骨折的，通常由于跌落时手部着地引起。有些运动项目中，运动员跌倒比较常见，比如滑板、骑自行车、自行车越野赛、单板滑雪、滑降滑雪、速滑和马术，参加这些运动的运动员更容易出现手舟骨骨折。

症状

- 腕部有疼痛感。
- 拇指下方区域敏感，且有疼痛感。
- 骨折部位可能会出现肿胀。

产生原因

- 跌倒时，手部过度牵伸位。
- 直接外伤。

治疗方法

- 石膏固定9~12周。
- 如果骨折处不能自行愈合，可能需要配合电刺激治疗。
- 某些病例需要进行手术治疗。
- 石膏拆除后，在没有疼痛感的前提下，患者应逐渐增加腕关节的活动范围。
- 力量训练应从肌肉等长收缩训练开始，然后是向心收缩训练，最后增加离心收缩训练。注意可能需要增加前臂肌肉的力量训练。

锻炼方法

拉伸运动

- 患者应该在没有疼痛感的前提下，逐渐增加腕关节及肘关节活动范围。

强化力量

- 前臂屈肌、伸肌、旋前肌及旋后肌力量训练时，应包括等长收缩、向心收缩和离心收缩的训练内容。

配合适当恢复管理时所需的恢复时间：
9~12周（未进行手术者）
6~8周（手术后）

可以参考以下锻炼方式。

- 屈腕（详见140页）
- 伸腕（详见140页）

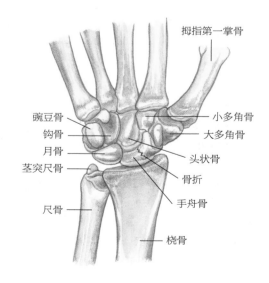

拇指第一掌骨
豌豆骨
钩骨
月骨
茎突尺骨
尺骨
小多角骨
大多角骨
头状骨
骨折
手舟骨
桡骨

腕管综合征

描述

正中神经通过腕管时被夹住或压迫会产生疼痛感，即为腕管综合征。腕管由屈肌支持带（腕横韧带）与腕骨沟共同构成。管内有正中神经及9条肌腱通过。女性患腕管综合征的风险是男性的三倍，一般认为是女性的腕管比男性狭窄所致。

症状

- 手指有麻木、麻刺及灼热感，食指和中指感觉更明显。
- 患者大鱼际最桡侧肌肉可能出现萎缩。
- 不能完成对捏动作。
- 疼痛感可以发展至手臂及肩部，同时手部肿胀，夜间症状更加严重。

产生原因

- 肌肉、肌腱或韧带的炎症反应。
- 骨生长发育异常，肿瘤及其他占位性病变。
- 肥胖。
- 关节炎。
- 直接外伤。
- 糖尿病。

> 配合适当恢复管理时所需的恢复时间：
> 4~6周（未进行手术者）
> 数月（手术后）

治疗方法

急性损伤

- 休息，避免可能会加重症状的动作。
- 冰敷治疗。
- 标准抗炎治疗。
- 某些病例可能需要利用夹板固定腕关节。

急性损伤后

- 运动按摩。
- 主动放松术®。
- 在没有疼痛感的前提下，逐渐增加腕关节及肘关节的活动范围。

- 矫正训练，主要目的是提高患者上半身肌肉的平衡性，帮助其逐渐恢复训练（康复末期）及比赛，预防损伤再次发生。
- 力量训练应从肌肉等长收缩训练开始，然后是向心收缩训练，最后增加离心收缩训练。
- 某些极端病例可能需要手术治疗以放松腕横韧带。

锻炼方法

拉伸运动

- 患者应该在没有疼痛感的前提下，逐渐增加腕关节及肘关节活动范围。
- 患者应逐渐活动并拉伸所有颈部、肩部、背部及躯干上部的肌肉。具体拉伸肌肉因人而异。

强化力量

- 患者应针对颈部、肩部及背部所有力量不足的肌肉进行力量训练。具体肌肉因人而异。
- 前臂屈肌、伸肌、旋前肌及旋后肌力量训练时，应包括等长收缩、向心收缩和离心收缩的训练内容。

> 可以参考以下锻炼方式。
> - 屈腕（详见140页）
> - 伸腕（详见140页）
> - 眼镜蛇式俯卧（详见114页）

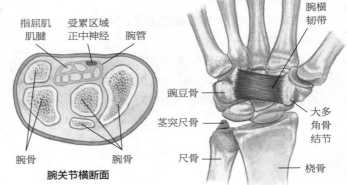

指屈肌肌腱　受累区域 正中神经　腕管

腕骨　腕骨

腕关节横断面

腕横韧带

豌豆骨

大多角骨结节

茎突尺骨

尺骨

桡骨

环境引起的损伤

脱水

描述

　　水分摄入量小于消耗量时，人体过度缺水，即为脱水。在炎热的天气中进行强度很大、持续时间很长的体力活动时，比如铁人三项运动员、马拉松运动员、超长跑运动员、板球运动员及自行车运动员如果在比赛或训练过程中无法及时补充水分，就容易出现脱水。

症状

- 嘴唇干燥。
- 出汗减少或停止。
- 头晕。
- 肌肉痉挛。
- 恶心呕吐
- 心悸。

产生原因

- 出汗过多；在炎热、潮湿及日晒的环境中运动。
- 呕吐。
- 腹泻。
- 无法及时补充水分。

治疗方法

- 频繁、少量补充水分。
- 补液时以矿泉水或富含电解质的功能饮品为宜。
- 一个运动员每天摄入水分的最低标准是每公斤体重0.033升水。
- 补液时应避免选择含咖啡因或含糖量过高的饮品。
- 某些极端情况下，可能需要静脉输液以补充体内水分。

> 配合适当恢复管理时所需的恢复时间：数小时至数天

锻炼方法

- 无

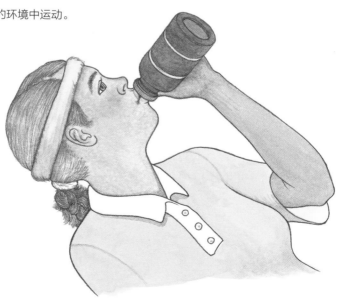

中暑

描述

当人体因体温过高出现生理及神经症状时，可能有生命危险。在阳光直射且温度、湿度都很大的情况下进行高强度的体力活动，运动员有可能会中暑。因为儿童及老年人控制体温的能力较差，其发生中暑的可能性也较大。在炎热的天气中进行强度很大、持续时间很长的体力活动的人（比如铁人三项运动员、马拉松运动员、超长跑运动员、板球运动员，沙滩排球运动员，自行车运动员及网球运动员）容易出现中暑。

症状

- 体温升高。
- 出汗较少，皮肤又红又烫或者干燥发红。
- 脉搏变快。
- 呼吸困难。
- 行为异常。
- 幻觉。
- 意识模糊。
- 情绪烦乱。
- 定向障碍。
- 惊厥。
- 可能会出现昏迷。

产生原因

- 在十分炎热的环境中运动。
- 在湿度很大的环境中运动。
- 在阳光直射中持续运动很长时间。
- 脱水。

治疗方法

- 立即送急诊就医。
- 将运动员转移至阴凉处。
- 用凉水冷敷皮肤表面。
- 用风扇为运动员解暑。
- 在运动员腋下和腹股沟区域用冰块降温。

> 配合适当恢复管理时所需的恢复时间：数日

锻炼方法

- 无

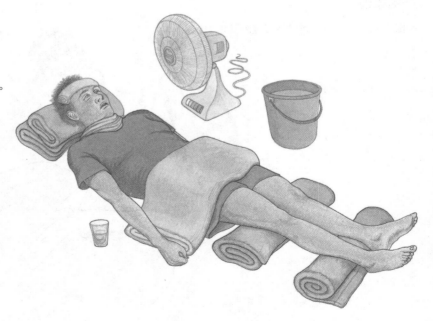

冻伤

描述

身体某个部位温度过低时，由于机体局部血液流动减少（因此温度也会降低），导致血管和组织冻结，可能会发生冻伤。人体最常发生冻伤的部位是手、脚、鼻子和耳朵。浅表冻伤时皮肤和皮下组织出现损伤，而深层冻伤时，肌肉、肌腱、神经和骨组织也会受到影响。一级冻伤刺激皮肤，二级冻伤引起水泡，但不会产生严重损伤，而三级冻伤会对皮肤的各层组织产生影响并导致永久性的组织损伤。在寒冷气候中参加比赛的运动员（包括登山运动员、越野滑雪运动员和冬季两项运动员）特别容易发生冻伤。此外，儿童和老年人也容易发生冻伤。

症状

- 皮肤表面疼痛、麻木，有灼烧感。
- 感觉丧失。
- 根据冻伤严重程度不同，冻伤部位皮肤可能会变得苍白、发红、青紫甚至发黑。
- 可能会出现透明或略带紫色的水疱。
- 受冻部位可能会变得坚硬。

产生原因

- 外界环境极度寒冷。
- 寒冷时没有穿着足够的衣物进行保暖。

治疗方法

- 尽可能立即就医。
- 使患者脱离寒冷的环境。
- 利用热水为冻伤部位复温（40℃/104°F），一般持续15~30分钟，或直到冻伤部位解冻为止。如果现场没有温度计，可以用没有冻伤的手试水温，以免冻伤部位被烧伤。请注意在复温的过程中，冻伤部位可能会有剧烈的疼痛感。
- 可能需要镇痛。
- 一般不推荐使用干热的方法复温，因为干热可能会烧伤受伤组织或使受伤组织脱水。
- 如果冻伤部位可能会被再次冻上，则不应复温。
- 应保持冻伤处所有水疱及伤口的干燥清洁，可以小心涂抹芦荟胶。
- 在某些极端情况下，患者冻伤处可能需要截肢。

> 配合适当恢复管理时所需的恢复时间：数周至数月

锻炼方法

- 无

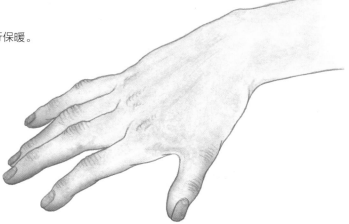

体温过低

描述

    人体温度降低至低于35℃（95°F）以下时，即为体温过低。体温过低时由于内脏功能衰竭，患者可能有生命危险。当机体暴露于寒冷的外界环境时，没有足够的衣物进行保暖，同时/或浸泡于水中（包括淋雨），可能会出现体温过低的症状。在寒冷潮湿的气候中参加比赛的运动员（如登山运动员、越野滑雪运动员、水手、滑水运动员和冲浪运动员）特别容易出现体温过低。此外，儿童和老年人也容易出现体温过低。

症状

- 开始时会感觉到寒冷，通常还会伴随寒颤。
- 开始时会感觉到饥饿和恶心，随后失去知觉。
- 感觉混乱。
- 困倦、嗜睡。
- 说话时发音含混不清。
- 丧失意识。
- 昏迷。

产生原因

- 外界环境极度寒冷。
- 外界环境潮湿。
- 没有穿着足够的衣物进行保暖。

治疗方法

- 尽可能立即就医。
- 使患者脱离寒冷的环境，转移至温暖安全的区域。
- 应尽快换下潮湿的衣物，从头到脚换上干燥的衣物。
- 呼吸监测，必要时进行心肺复苏术（CPR）。
- 可以通过为患者盖上温暖的毛毯或使用身体接触的方法帮助其复温。

> 配合适当恢复管理时所需的恢复时间：数分钟至数小时

锻炼方法

- 无

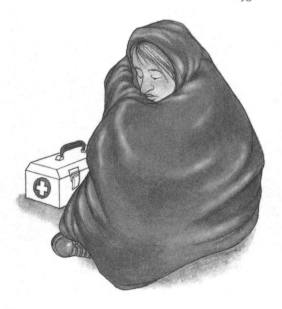

晒伤

描述

　　过度暴露于阳光中的紫外线辐射时，皮肤出现的炎症病症，即为晒伤。在温暖、阳光充足的气候（特别是上午10点至下午3点）中竞赛的运动员（包括板球运动员、自行车运动员、网球运动员、沙滩排球运动员和田径运动员）晒伤的风险更高。与水和雪有关的运动中，运动员晒伤的风险也较高，例如帆船、赛艇、皮划艇、滑雪和登山。因为阳光在水和雪的表面反射，紫外线辐射更强。海拔较高和纬度较低的地区风险也较高。此外，肤色浅的运动员比那些皮肤深的运动员更易晒伤。

症状

- 皮肤发红、发热，且比较敏感。
- 接触或摩擦皮肤时有疼痛感。
- 可能会出现脱水。
- 皮肤表面可能会肿胀，出现水疱或脱皮。
- 可能会出现皮疹。

产生原因

- 阳光直射。尤其是夏季阳光强烈时，阳光直射更容易发生晒伤。
- 阳光直射时没有用防晒霜或衣物保护皮肤。黑素细胞通过产生黑色素，保护皮肤免受紫外线辐射的影响。一旦紫外线的辐射量超过了黑色素的代偿范围，人体就会被晒伤。

治疗方法

- 使患者脱离阳光直射的环境，转移至荫蔽处。
- 如果现场没有荫蔽处，可以用衣物进行遮挡。
- 晒伤不严重时可以饮用凉爽的水。
- 在晒伤部位覆盖凉爽潮湿的敷布。
- 浸泡于冷水中，擦干时用毛巾轻拍，不要摩擦

皮肤。
- 可以在晒伤处涂抹芦荟胶。
- 在水疱处使用干净绷带包扎。
- 症状严重时，应该就医寻求医疗帮助。

> 配合适当恢复管理时所需的恢复时间：2~7天

锻炼方法

- 无

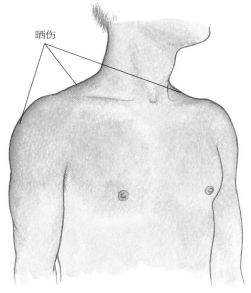

晒伤

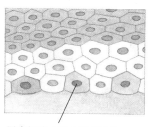

黑素细胞（产生黑色素）

第三部分　康复训练

活动

麦肯基俯卧撑

动作描述:

- 吸气,再呼气,呼气时手臂用力,将脊柱椎体按照从上到下的顺序依次抬高。
- 骨盆(髂前上棘)保持与地面接触。
- 吸气,在骨盆不离开地面的前提下,尽可能地抬高上身。呼气,让身体回到起始姿势。
- 每次动作都应做到标准,并尝试将身体抬得更高。

动作要领:

- 骨盆不应离开地面。
- 保持头部与脊柱呈一条直线(头部与颈部不要伸展或屈曲)。

注意: 如果在动作过程中感觉到疼痛,应立刻停止动作,寻求专业人员的帮助。

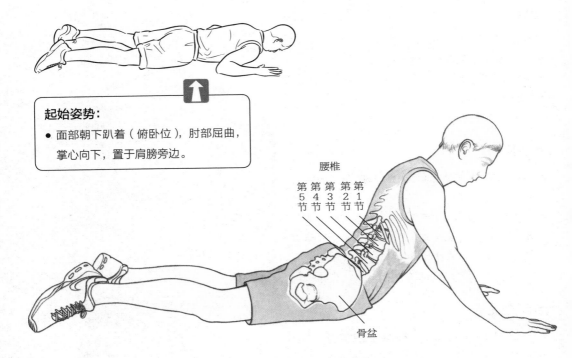

起始姿势:

- 面部朝下趴着(俯卧位),肘部屈曲,掌心向下,置于肩膀旁边。

腰椎

第5节　第4节　第3节　第2节　第1节

骨盆

运动分析	身体部位	关节运动形式	关节
关节1	腰椎	向上伸展	5节腰椎

正中神经松动

动作描述：

- 将头部偏向一侧，直到神经出现紧张感，再把头偏回中间一点，让神经稍稍松弛。
- 保持神经处于被拉伸的状态，头部偏向一侧的同时，另一侧手腕随之屈曲。随后，头部向中间移动时，手腕随之伸展。

动作要领：

- 此动作不宜过于用力，动作过程中不要让手臂、颈部和肩膀感觉到疼痛或刺痛。

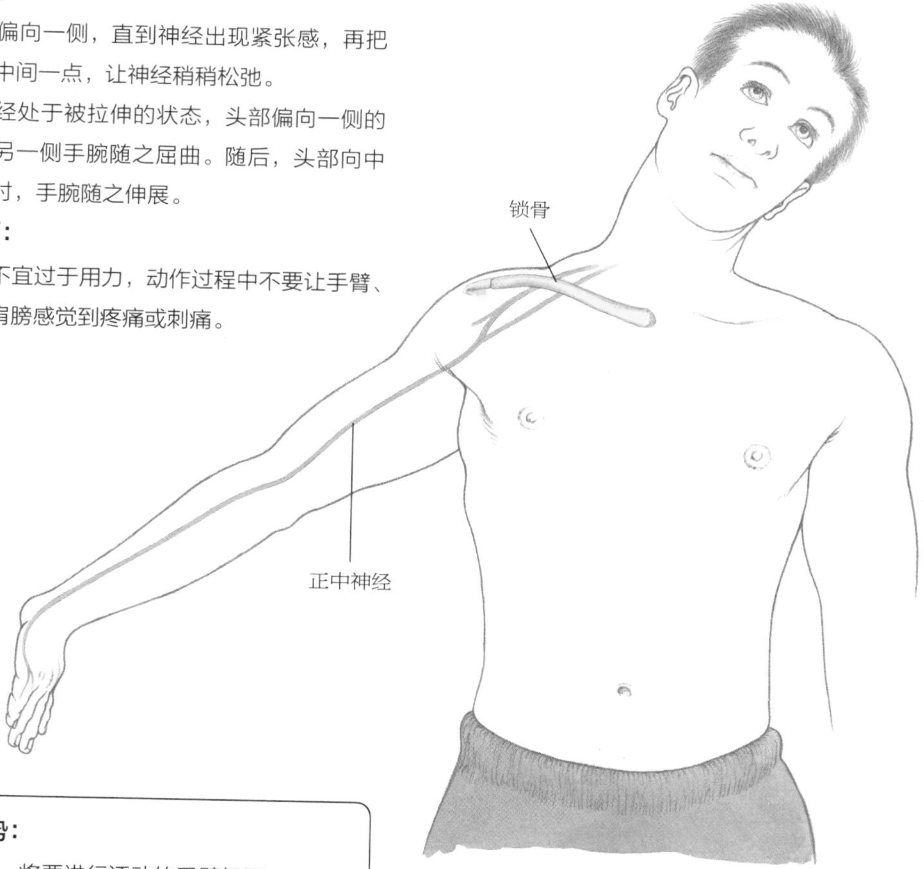

锁骨

正中神经

起始姿势：

- 站立时，将要进行活动的手臂打开。
- 肩膀外旋，肘关节和腕关节完全展开。

运动分析	身体部位	关节运动形式	神经
关节1	颈部	侧向屈曲	正中神经
关节2	肩部	外展、外旋	正中神经
关节3	肘部	伸展	正中神经
关节4	腕部	伸展、屈曲	正中神经

桡神经松动

动作描述：

- 将头部偏向一侧，直到神经出现紧张感，此时肩膀外展，再把头偏回中间一点，让神经稍稍松弛。
- 保持神经处于被拉伸的状态，头部偏向一侧的同时，另一侧手腕随之伸展。随后，头部向中间移动时，手腕随之屈曲。

动作要领：

- 此动作不宜过于用力，动作过程中不要让手臂、颈部和肩膀感觉到疼痛或刺痛。

起始姿势：

- 站立时，将要进行活动的手臂打开。
- 肩膀内旋，手握成拳，腕关节完全屈曲，肘关节完全展开。

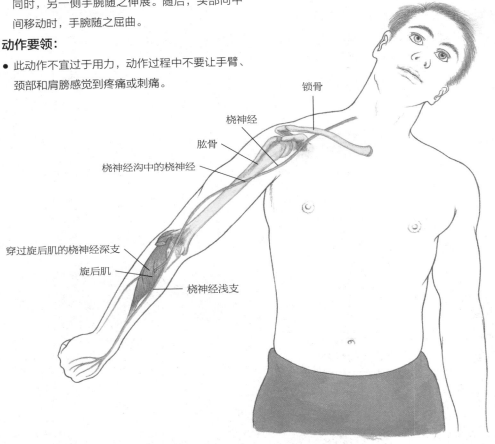

锁骨

桡神经

肱骨

桡神经沟中的桡神经

穿过旋后肌的桡神经深支

旋后肌

桡神经浅支

运动分析	身体部位	关节运动形式	神经
关节1	颈部	侧向屈曲	桡神经
关节2	肩部	外展、内旋	桡神经
关节3	肘部	伸展	桡神经
关节4	腕部	屈曲、伸展	桡神经

肩关节活动

动作描述：

- 在没有疼痛感的前提下，使肩关节在所有运动平面内活动。
- 在没有疼痛感的前提下，让手臂向前、后、上、下及两侧尽可能地伸展。

动作要领：

- 整个过程中要保持动作标准。
- 不宜过于用力，不要让身体感觉到疼痛或发生肌肉痉挛。

起始姿势：

- 站立时，准备进行活动的手臂收于身侧。

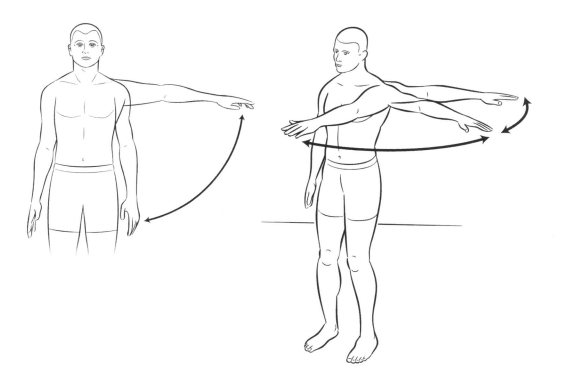

运动分析	关节	关节运动形式	肌肉
关节1	肩关节	屈曲、伸展、外展、内旋、外旋	三角肌、胸大肌、肱二头肌、喙肱肌、背阔肌、大圆肌、冈下肌、小圆肌、肱三头肌（长头的肌纤维）、冈上肌、肩胛下肌
关节2	肩带（肩胛骨）	外展、内收	斜方肌、菱形肌、前锯肌、胸小肌、肩胛提肌

拉伸

腹肌

动作描述：

- 为了使腹肌拉伸程度加大，逐渐伸展膝关节，将头部尽可能地后仰向地板方向，直至感觉到腹肌被拉伸。
- 用鼻子进行呼吸，让腹部随着呼吸收缩和扩张。每呼吸2~3次，就将拉伸的力度增加一些。
- 每组动作持续1~2分钟。

动作要领：

- 在拉伸过程中，应保持骶骨始终与球面接触。

注意： 日常生活中在抬头向上看时（比如当抬头看向壁橱或飞机时）如果感觉到头晕，不要进行此拉伸运动。如果在做此动作时感觉到虚弱或头晕，应立即停止，最好让专业人员检查是否发生椎动脉闭塞。

起始姿势：

- 在瑞士球上仰卧，让骶骨、脊柱和头部都与瑞士球接触，膝关节弯曲支撑在地面。
- 手臂打开，伸过头顶。

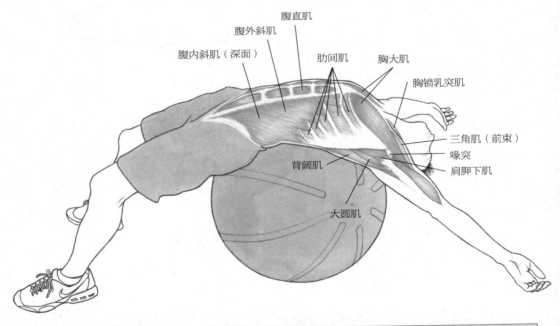

运动分析	关节	关节运动形式	拉伸肌肉
关节1	颈椎	伸展	胸锁乳突肌、斜角肌（前束）、头长肌、颈长肌
关节2	胸椎与腰椎	伸展	腹直肌、腹外斜肌、腹内斜肌、肋间内肌、下后锯肌
关节3	肩关节	屈曲、外展、外旋	胸大肌、三角肌（前束）、肩胛下肌、背阔肌、大圆肌

内收肌

动作描述：

- 不做拉伸的一侧腿的膝关节弯曲，身体在瑞士球上慢慢向前移动，直至感觉到拉伸腿的肌肉被拉伸。
- 吸气，保持拉伸侧的脚全脚掌着地5秒。
- 身体放松，一边呼气，一边加大另一侧膝关节的屈曲程度。保持这个姿势5秒，重复此过程3~5次。

动作要领：

- 弯曲的腿上，脚尖方向与膝部方向保持一致。
- 保持躯干挺直。
- 整个过程中，保持拉伸侧的脚全脚掌着地。

起始姿势：

- 躯干挺直，坐在瑞士球上，拉伸的腿侧向伸出，脚尖保持向前。
- 另一条腿应与正前方约呈45°，脚尖方向与膝部方向保持一致。

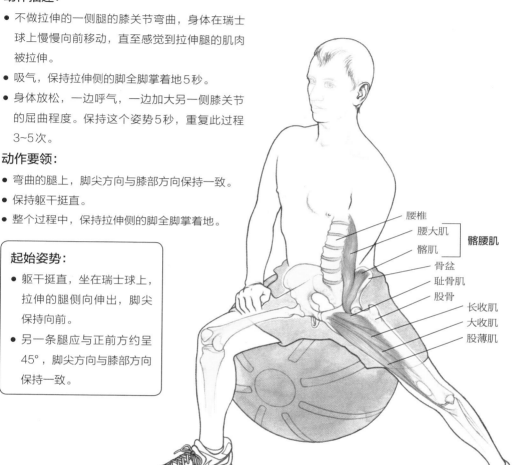

腰椎
腰大肌
髂肌
骨盆
耻骨肌
股骨
长收肌
大收肌
股薄肌

髂腰肌

运动分析	关节	关节运动形式	拉伸肌肉
关节1	髋关节	外展	耻骨肌、短收肌、长收肌、大收肌、股薄肌、腰大肌、髂肌、臀大肌（下束）

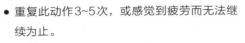

胫骨前肌

动作描述:

- 抬高腿,足部跖屈,同时外翻。
- 在正常呼吸的前提下,保持这个姿势30秒。
- 重复此动作3~5次,或感觉到疲劳而无法继续为止。

动作要领:

- 拉伸时保持全身体态良好。

起始姿势:

- 双脚并拢站立,将要拉伸的腿抬高。

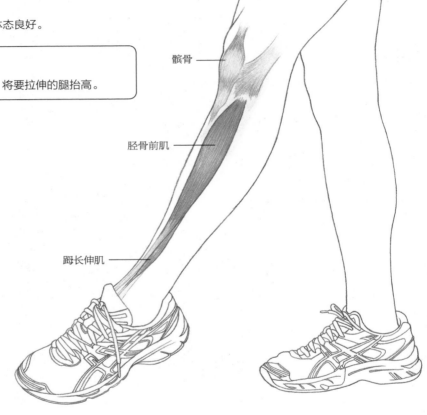

髌骨

胫骨前肌

踇长伸肌

运动分析	关节	关节运动形式	拉伸肌肉
关节1	踝关节	跖屈、外翻	胫骨前肌、踇长伸肌

腓肠肌

动作描述：

- 身体重心向墙的方向移动，直到感觉到小腿后面的腓肠肌被拉伸。
- 吸气，后脚的脚跟蹬住地面5秒。
- 呼气时身体放松，重心再次移向墙的方向，使拉伸腓肠肌的力度加大，直到感觉吃力、无法继续。保持这个姿势5秒。
- 重复以上动作5次，或直到感觉到疲劳、无法继续。

动作要领：

- 后脚与墙面垂直。
- 后腿保持伸直。
- 保持脊柱呈一条直线，下颌向内收拢。

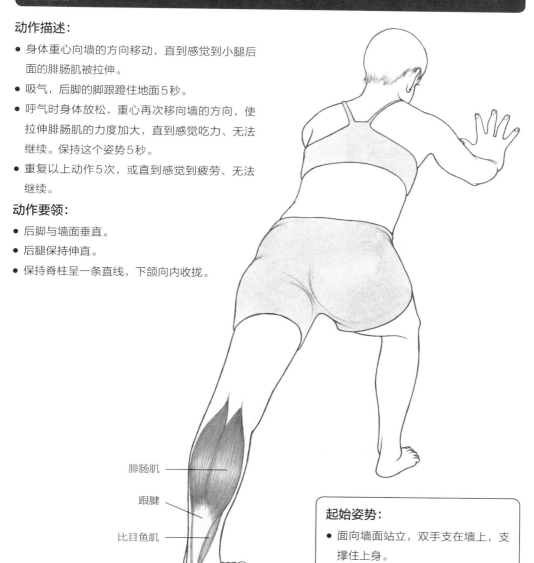

腓肠肌

跟腱

比目鱼肌

起始姿势：

- 面向墙面站立，双手支在墙上，支撑住上身。
- 一条腿后撤，膝部挺直，全脚掌着地，脚尖垂直于墙面。

运动分析	关节	关节运动形式	拉伸肌肉
关节1	踝关节	背屈	腓肠肌、比目鱼肌、胫骨前肌、腓骨长肌与腓骨短肌

腘绳肌——坐于瑞士球上

动作描述：

- 捏住后背的皮肤，从髋关节向前方倾斜躯干，直至腘绳肌有牵拉感。
- 吸气，脚跟向地面用力，使腘绳肌收缩，保持该姿势5秒。
- 身体放松，呼气，躯干再向前方倾斜，直到感觉到吃力、无法继续。保持这个姿势5秒。
- 重复以上动作3~5次，或直到感觉到疲劳而无法继续为止。

动作要领：

- 捏住后背皮肤不要放开。
- 保持胸腔挺直。
- 保持下颌内收。

起始姿势：

- 坐在瑞士球上，脊柱呈一条直线。
- 用食指与拇指捏住腰椎处一小块皮肤。
- 如果无法捏起皮肤，尝试将骨盆向前倾斜。若仍然无法捏起皮肤，可将运动贴布捆在腰椎范围。

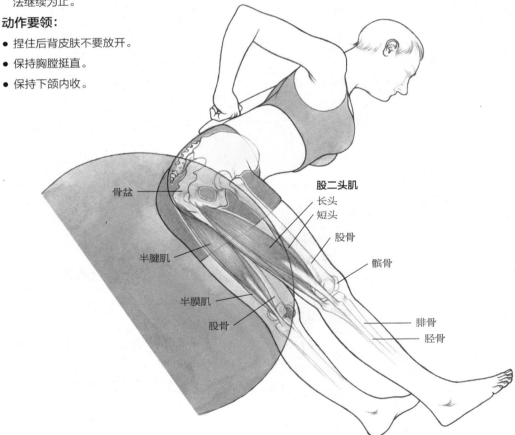

骨盆

股二头肌
长头
短头
股骨
髌骨

半腱肌

半膜肌
股骨

腓骨
胫骨

运动分析	关节	关节运动形式	拉伸肌肉
关节1	髋关节	屈曲	股二头肌、半腱肌、半膜肌

颈伸肌

动作描述：

- 将下颌向颈部收拢，可以用一只手向内抵住下颌，将下颌推向颈部。
- 当感觉到颅骨下方（枕骨）、后颈上方的伸肌被拉伸后，将另一只手置于头后。

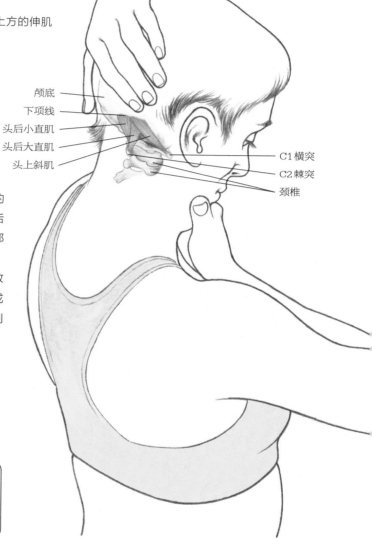

颅底
下项线
头后小直肌
头后大直肌
头上斜肌

C1 横突
C2 棘突
颈椎

- 吸气，屏住呼吸，头部用约 10% 的力量顶向置于头后的手。置于头后的手抵抗住头部的作用力，让头部保持静止。
- 保持肌肉收缩的状态约 5 秒，身体放松，然后一边呼气，一边继续收拢下颌，增加拉伸颈部的力量，直到感觉到吃力、无法继续。
- 重复以上过程 3~5 次。

动作要领：

- 保持躯干挺直。
- 保持下颌向内收拢。
- 肌肉收缩时，头部保持静止。

> **起始姿势：**
> - 以标准坐姿坐好。
> - 一只手抵住下巴。

运动分析	关节	关节运动形式	拉伸肌肉
关节 1	枕骨 / 寰椎 （C1~C3）	屈曲	头后小直肌、头后大直肌、头上斜肌、头半棘肌

胸小肌

动作描述：

- 保持手臂平行于地面，将身体重心慢慢向地面降低。

- 当瑞士球一侧的腋下（腋窝）感觉到被拉伸时，吸气并屏住呼吸，然后用约10%的力量将前臂与肘部向瑞士球内推。

- 让肌肉保持收缩的状态5秒，放松，一边呼气，一边再将躯干降低，直到感觉到吃力、无法继续。

- 重复以上动作3~5次。

动作要领：

- 保证在整个动作过程中，肩膀抵住瑞士球。

- 随着拉伸的力量增加，让肩胛骨向脊柱方向靠近。

> **起始姿势：**
>
> - 四肢支撑在地面，一侧肘部置于瑞士球顶面。
>
> - 将肩膀抵在瑞士球上。

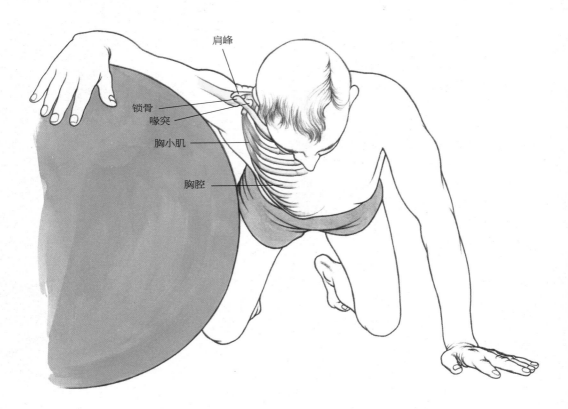

肩峰

锁骨
喙突

胸小肌

胸腔

运动分析	关节	关节运动形式	拉伸肌肉
关节1	肩胛胸廓关节	后缩	胸小肌

股四头肌

动作描述：

- 骨盆向前转动（向下倾斜），拉伸股四头肌。
- 吸气，小腿用力压住瑞士球，保持5秒。
- 身体放松，然后呼气，骨盆继续向下倾斜，直至感觉到吃力、无法继续。保持这个姿势5秒。
- 重复以上过程3~5次，或直至感觉到疲劳而无法继续为止。

动作要领：

- 保持躯干挺直，下颌向内收拢。
- 如果感觉拉伸得过紧，调整膝部移向远离瑞士球的方向，直到感觉舒适。

起始姿势：

- 在健身垫上单膝下跪，前腿全脚掌着地，后腿胫骨抵住瑞士球。
- 保持躯干挺直。
- 如果难以保持身体平衡，可以将身体向后靠，扶住瑞士球。

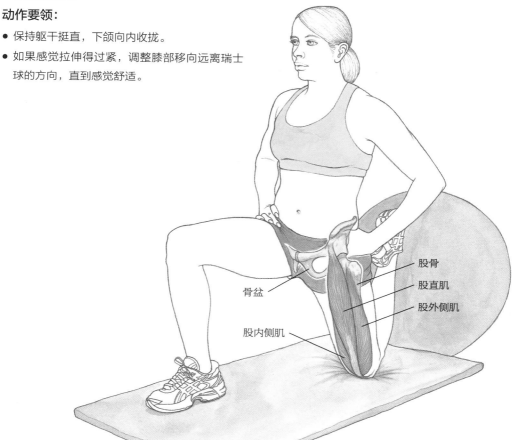

骨盆

股骨
股直肌
股外侧肌

股内侧肌

运动分析	关节	关节运动形式	拉伸肌肉
关节1	膝关节	屈曲	股内侧肌、股中间肌、股外侧肌、股直肌
关节2	髋关节	伸展	股直肌

阔筋膜张肌

动作描述:

- 在骨盆外侧向下运动的同时向墙的方向移动。
- 慢慢地深呼吸,以放松的姿势进入拉伸。每2~3次呼气就将拉伸的幅度稍稍加大,持续拉伸30~60秒。

动作要领:

- 保持骨盆两端不发生身体前后方向的移动。
- 两脚全脚掌着地,且平行于墙面。

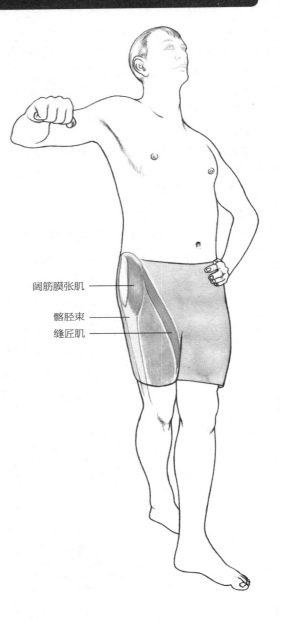

阔筋膜张肌

髂胫束

缝匠肌

起始姿势:

- 侧对墙面站立,要进行拉伸的腿交叉放置于另一条腿的后面,使其处于内收和被拉伸的状态。
- 抬起靠近墙面一侧的胳膊,用前臂抵住墙面,以支撑住身体。

运动分析	关节	关节运动形式	拉伸肌肉
关节1	髋关节	内收、伸展	阔筋膜张肌、缝匠肌

训练
姿势训练

臀部与背部伸展

动作描述：

- 吸气，让肚脐贴向脊柱的方向，然后慢慢地将胸部、手臂、头部和双腿从地板上尽可能地抬高。
- 在所能达到的最高处停留3秒。
- 一边呼气，一边缓慢地将手臂和双腿降回地面。
- 重复以上动作3~5次。

动作要领：

- 保持头部与脊柱呈一条直线（不要伸展头部）。
- 双臂向外举过头顶，与身体轴线约呈45°，大拇指朝上。

起始姿势：

- 面部朝下趴着，双臂向外举过头顶，与身体轴线约呈45°。
- 双腿努力伸直，脚尖轻轻抵住地面，膝部离开地面。
- 大拇指朝上，双手外边缘放松。

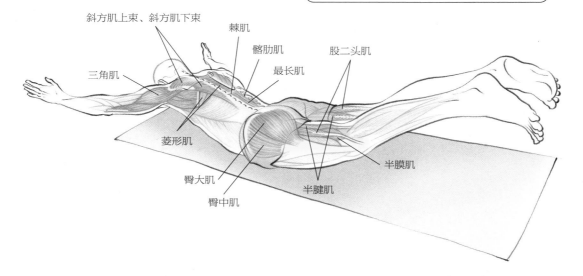

斜方肌上束、斜方肌下束
棘肌
髂肋肌
股二头肌
三角肌
最长肌
菱形肌
臀大肌
半膜肌
臀中肌
半腱肌

运动分析	关节	关节运动形式	训练肌肉
关节1	腰椎	伸展	最长肌、髂肋肌、棘肌、腰方肌、多裂肌
关节2	髋关节	伸展	臀大肌、臀中肌（后束）、股二头肌、半腱肌、半膜肌、大收肌（后束）

眼镜蛇式俯卧

动作描述：

- 吸气，让肚脐收向脊柱的方向，然后通过慢慢地伸展上背，将胸部、手臂、头部抬高。
- 肩关节外旋，两只手的大拇指指向天花板。
- 保持颈部伸长，双眼注视地板。
- 每组训练需保持这个姿势3分钟，根据自身的状况决定组间休息的时间。

动作要领：

- 保持头部与脊柱呈一条直线（不要伸展头部）。
- 两侧肩膀尽可能地向脊柱收拢，并尽可能地远离耳朵。

起始姿势：

- 面部朝下趴着，双臂放在身体两侧，掌心向下。
- 头部放松，额头支在地面上。

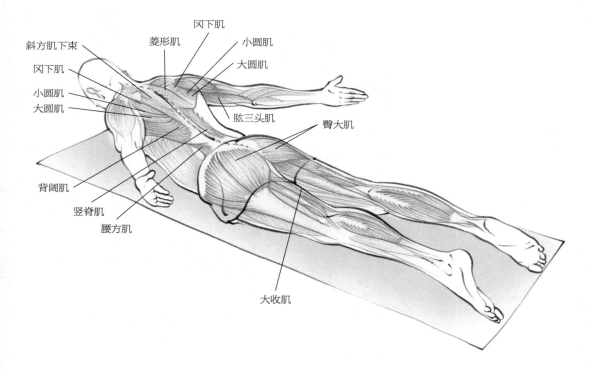

运动分析	关节	关节运动形式	训练肌肉
关节1	胸椎	伸展	最长肌、髂肋肌、棘肌、头半棘肌、颈夹肌、多裂肌
关节2	肩胛骨	内收、下降	菱形肌、斜方肌（中束与下束）、胸小肌
关节3	肩关节	外旋	三角肌（后束）、小圆肌、冈下肌

稳定性训练

四点支撑吸腹

动作描述：

- 吸气，让腹部向地板方向膨胀。
- 呼气时，保持脊柱稳定不动，缓慢地让肚脐收向脊柱的方向。
- 保持肌肉收缩的状态10秒。
- 再次吸气，重复做以上动作10次。

动作要领：

- 脊柱保持在"自然中立位"。
- 在吸气时，确保腹部膨胀，鼓向地板方向。

起始姿势：

- 双手支撑着跪在地上（类似于马步的姿势）。
- 手臂支撑在肩膀正下方，大腿也在髋部的正下方。
- 可以用一根木棍置于脊柱上，帮助脊柱保持"自然中立位"。木棍中段与腰椎之间的缝隙的宽度应近似于手掌的厚度。

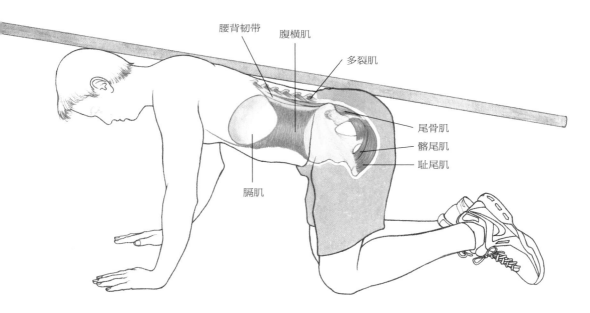

运动分析	关节	关节运动形式	训练肌肉
关节1	胸腔	保持稳定	膈肌、腹横肌
关节2	腰椎	保持稳定	腹横肌、多裂肌
关节3	骨盆	保持稳定	腹横肌、耻骨直肠肌、耻尾肌、髂尾肌、尾骨肌

动作描述（内旋）：

- 侧对缆绳训练设备站立，用靠近机器一侧的手拉住缆绳的把手，肘部收于体侧。
- 吸气，让肚脐贴向脊柱的方向。
- 呼气时，慢慢地将缆绳拉向身体的另一侧，并拉动尽可能远的距离。
- 完成结束姿势后，一边吸气，一边回到最初肚脐贴向脊柱的姿势。

动作要领：

- 保持躯干挺直，双眼直视正前方。
- 保持在训练设备一侧的肘关节呈90°，且收于体侧。

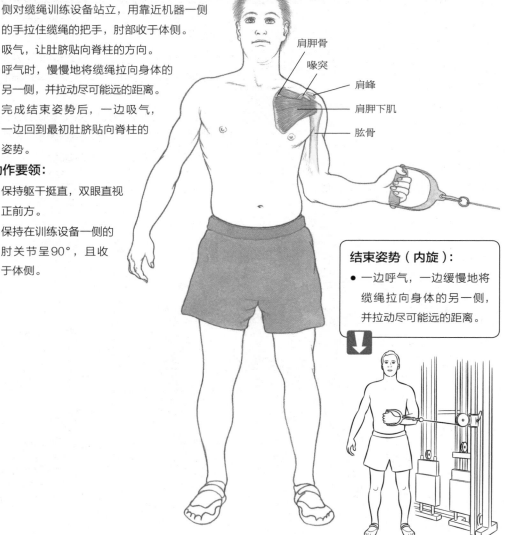

肩胛骨
喙突
肩峰
肩胛下肌
肱骨

结束姿势（内旋）：

- 一边呼气，一边缓慢地将缆绳拉向身体的另一侧，并拉动尽可能远的距离。

运动分析	关节	关节运动形式	训练肌肉
关节1	肩关节	内旋	三角肌（前束）、肩胛下肌、胸大肌、背阔肌、大圆肌
关节2	肩胛带（肩胛骨）	内收	胸小肌、前锯肌

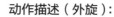

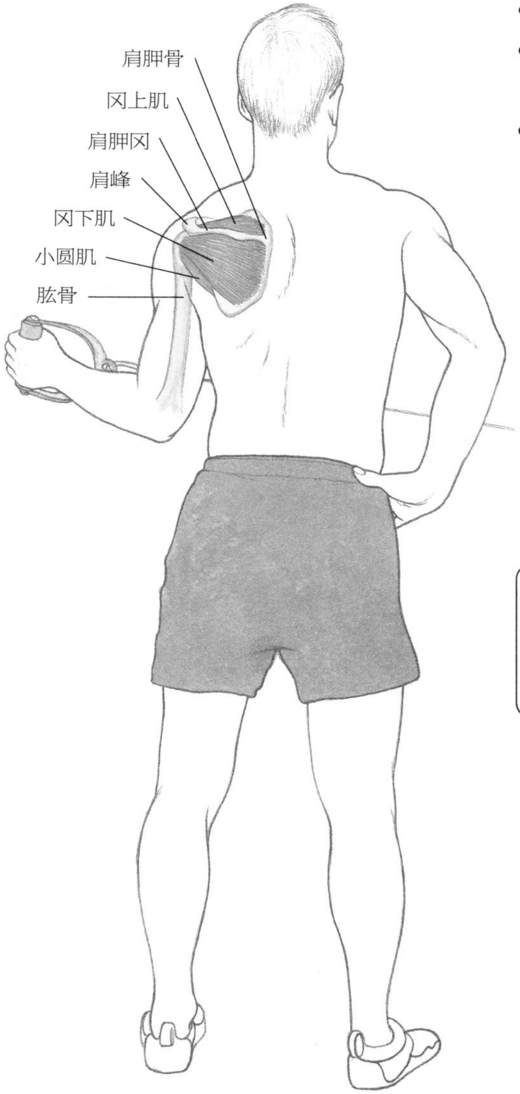

动作描述（外旋）：

- 让肚脐缓慢地贴向脊柱的方向。
- 吸气时，慢慢地将缆绳拉向身体的另一侧，并拉动尽可能远的距离。
- 上一步动作结束后，一边吸气，一边回到肚脐贴向脊柱的姿势。然后一边呼气，一边恢复到起始姿势。

肩胛骨
冈上肌
肩胛冈
肩峰
冈下肌
小圆肌
肱骨

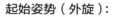

起始姿势（外旋）：

- 侧对缆绳训练机器站立，用远离机器一侧的手拉住缆绳，肘部收于体侧。

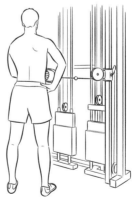

运动分析	关节	关节运动形式	训练肌肉
关节1	肩关节	外旋	三角肌（后束）、冈下肌、小圆肌
关节2	肩胛带（肩胛骨）	外展	菱形肌、斜方肌（中束）

拉力带交叉行走

动作描述:

- 双手抓住交叉的拉力带,慢慢地向前方行走。
- 每一步都应将髋关节尽可能地外展,即以45°向前迈步。

动作要领:

- 保持躯干挺直,不要向两侧移动,双眼始终直视正前方。
- 保持掌心向前。

骨盆

臀中肌

阔筋膜张肌

臀小肌

髂胫束

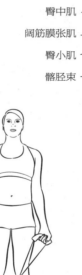

起始姿势:

- 双脚踩住拉力带。
- 双手各执拉力带的一端。
- 将手中的拉力带左右交换,使拉力带交叉于身体前方。
- 站立时保持站姿标准,掌心向前。

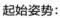

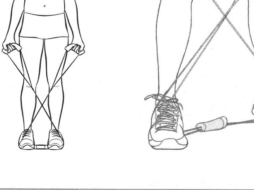

运动分析	关节	关节运动形式	训练肌肉
关节1	髋关节	屈曲、外展	臀中肌(前束与中束)、阔筋膜张肌、髂腰肌、股直肌、股内侧肌、股中间肌、股外侧肌

深层颈屈肌稳定性训练

动作描述：

- 舌头顶住门牙后面的口腔上壁。
- 下颌向内收拢压迫血压计，直到血压计示数升高 10 毫米汞柱。
- 视要进行的体育运动对颈部稳定性要求的高低，保持这个姿势至少 10 秒，至多 3 分钟。整套动作的时间应控制在 120~180 秒。
- 患有颈椎间盘突出者严禁进行此训练。

动作要领：

- 以贯穿两只耳朵（沿耳道方向）的直线为轴，头部不要向两侧移动，双眼始终直视正前方。
- 保持头部挺直，可以让另一人员在旁观察，给予反馈。

起始姿势：

- 仰卧，膝关节弯曲呈 90°，在脖子下放置血压计或生活反馈装置。
- 为血压计打气，直至示数显示为 30 毫米汞柱。

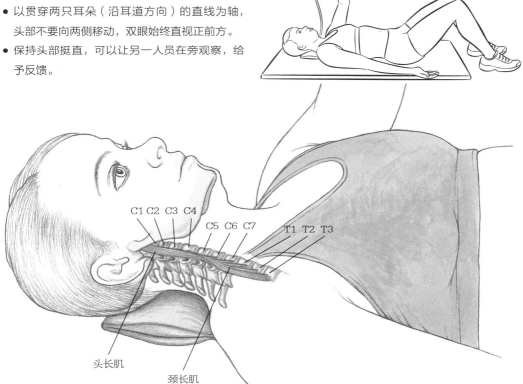

C1 C2 C3 C4

C5 C6 C7

T1 T2 T3

头长肌

颈长肌

运动分析	关节	关节运动形式	训练肌肉
关节 1	寰枕关节	颅弯曲	头长肌
关节 2	颈椎	屈曲	头长肌、颈长肌

颈部瑞士球训练

动作描述：

- 舌头顶住门牙后面的口腔上壁。
- 轻轻地将头部与颈部向瑞士球内侧向弯曲，强度应能让自己保持该动作至少30秒。
- 用相同的方法将头部与颈部轻轻地旋转，同样保持该动作至少30秒。
- 轻轻地将头部与颈部向瑞士球内伸展（可以采用将身体推离门框的方式来实现此动作），保持该动作。
- 轻轻地将头部与颈部向瑞士球内屈曲（可以采用将身体拉向门框/框架的方式来实现此动作），并保持该动作。
- 每组训练将以上每个动作重复2~6次。

动作要领：

- 训练时保持全身姿势标准。
- 训练时，力度应较为轻缓。
- 用眼睛辅助肌肉运动，例如，屈曲时，眼睛向下看；侧向弯曲或旋转时，眼睛看向要弯曲或旋转的方向；伸展时，眼睛向上看。

起始姿势：

- 身体直立，将瑞士球放在头部侧方（侧向弯曲动作或旋转动作时）、后方（进行伸展动作时）或是抵在额头（进行屈曲动作时）。
- 瑞士球应支撑在墙上、固定的框架上或是门框上。需要时，手可以扶住门框或框架来辅助动作。

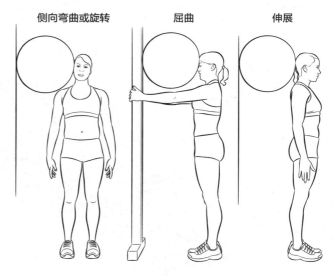

侧向弯曲或旋转　　　屈曲　　　伸展

运动分析	关节	关节运动形式	训练肌肉
关节1	颈椎	侧向弯曲	头夹肌、颈夹肌、头长肌、颈长肌
		旋转	同侧：头后大直肌、头下斜肌、头长肌、肩胛提肌、头夹肌、颈夹肌 对侧：斜方肌（上束）、胸锁乳突肌、斜角肌
		伸展	头夹肌、颈夹肌、头后大直肌、头后小直肌、头上斜肌
		屈曲	头长肌、颈长肌、斜角肌（前束）

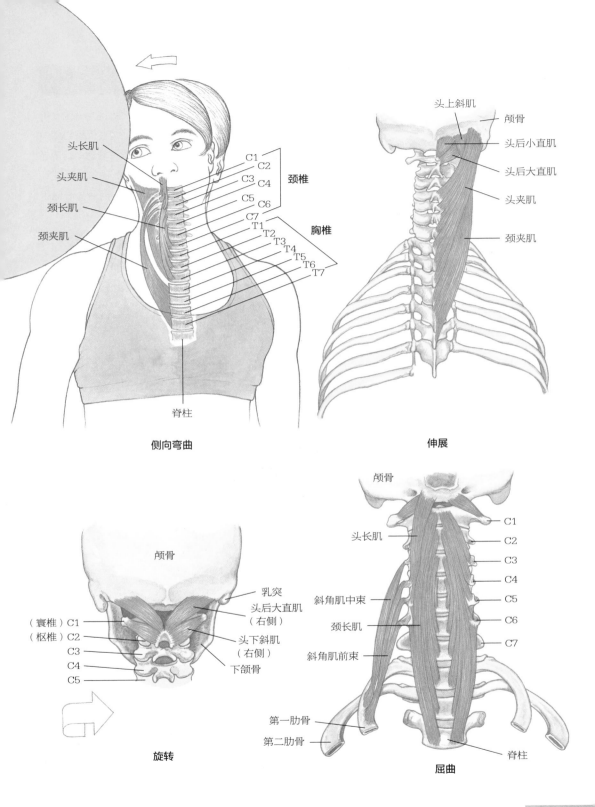

头长肌

头夹肌

颈长肌

颈夹肌

C1
C2
C3 C4
C5 C6
C7 T1
T2
T3
T4
T5
T6
T7

颈椎

胸椎

脊柱

侧向弯曲

头上斜肌

颅骨

头后小直肌

头后大直肌

头夹肌

颈夹肌

伸展

颅骨

（寰椎）C1
（枢椎）C2
C3
C4
C5

乳突

头后大直肌
（右侧）

头下斜肌
（右侧）

下颌骨

旋转

颅骨

头长肌

斜角肌中束

颈长肌

斜角肌前束

C1
C2
C3
C4
C5
C6
C7

第一肋骨

第二肋骨

脊柱

屈曲

俯卧马步

起始姿势：

- 双手支撑着跪在地上（类似于马步的姿势）。
- 手臂支撑在肩膀正下方，大腿也在髋部的正下方。
- 可以用一根木棍置于脊柱上，帮助脊柱保持"自然中立位"。木棍中段与腰椎之间的缝隙的宽度应近似于手掌的厚度。

动作描述：

- 吸气，让腹部膨胀，鼓向地板方向。
- 呼气时，保持脊柱稳定不动，缓慢地让肚脐贴向脊柱的方向。

- 将一侧手臂和对侧的膝部同时抬高几毫米，离开地面。在这个过程中注意让脊柱保持自然中立位，尽可能地不要让木棍发生转动，躯干与髋部也尽可能地不发生侧向的移动。
- 保持肌肉收缩的状态5~10秒。换另外一侧手臂与腿重复以上动作。
- 在腹部保持收缩状态的过程中自然呼吸，每一侧的动作重复10次。

动作要领：

- 脊柱保持"自然中立位"。
- 整个动作过程中，保持腹部收缩，肚脐贴向脊柱的方向。

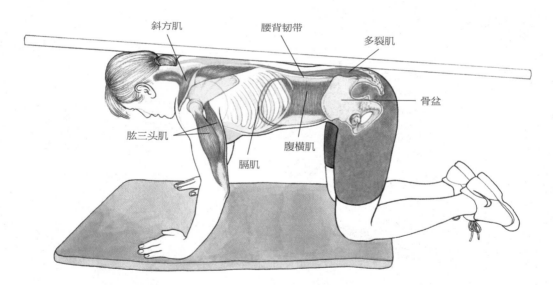

运动分析	关节	关节运动形式	训练肌肉
关节1	胸腔	保持稳定	膈肌、腹横肌
关节2	腰椎	保持稳定	腹横肌、多裂肌
关节3	骨盆	旋转	腹横肌、耻骨直肠肌、耻尾肌、髂尾肌、尾骨肌
关节4	肩胛骨	内收	斜方肌（中束）、大菱形肌与小菱形肌（抬高侧）
关节5	肘关节	保持稳定	肱三头肌（支撑侧）

下腹训练

动作描述：

- 吸气入腹，然后呼气；在呼气时，缓慢地让肚脐贴向脊柱的方向。

- 保持腹部收缩，肚脐贴向脊柱方向，后背用力压住血压计。为血压计打气，直到血压计示数增加30毫米汞柱。

- 保持血压计示数不变，抬高一条腿（训练初始阶段，从膝关节屈曲开始）直到让膝部竖直指向天花板。换另一条腿进行相同的动作。

- 可以通过让腿逐渐伸直来增加训练强度。可以同时抬高双腿，也可以在双腿抬高的状态下依次放下两条腿。

- 该训练旨在尽可能快地加强下腹的肌肉，只有将身体肌肉训练至可以完美地进行站姿训练时，才可以进行卧姿训练。

动作要领：

- 保持腹部收缩，肚脐贴向脊柱的方向。

- 保持血压计示数在精确的位置。血压计示数变动代表着身体姿势不够标准。

- 理想情况下，在开始此项训练之前与训练之后第四周时，应该检查脊柱曲线的角度，防止训练将脊柱拉直。

> **起始姿势：**
>
> - 仰卧，膝关节屈曲呈90°，将一个血压计或生物反馈装置放置在腰背部之下。
> - 将血压计或生物反馈装置打气，直至示数显示为40毫米汞柱。

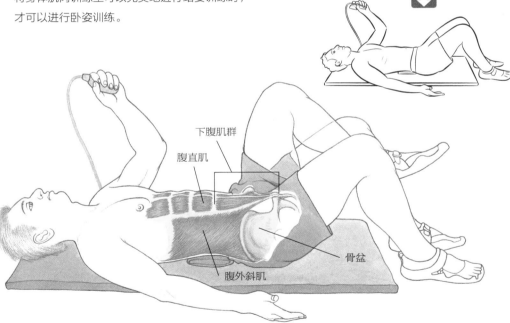

下腹肌群

腹直肌

骨盆

腹外斜肌

运动分析	关节	关节运动形式	训练肌肉
关节1	髋关节	髋关节屈曲	髂腰肌、股直肌、阔筋膜张肌、内收肌
关节2	腰椎骨盆	屈曲	腹外斜肌、腹直肌、腹横肌、臀大肌、腘绳肌

平衡板站立/深蹲

动作描述：

- 吸气，腹部收缩，缓慢地让肚脐贴向脊柱的方向。
- 训练刚开始的阶段，只需在平衡板上站立，并保持平衡。
- 若很容易就可以保持住平衡，可以在腰椎不弯曲（屈曲）的前提下，在平衡板上尽可能深地蹲下去，就像坐在一把椅子上。
- 蹲下后，脚后跟向平衡板用力，慢慢站起。
- 在站起过程中，也是训练最困难的动作中，呼气。

动作要领：

- 保持躯干挺直，双眼直视前方。
- 保持每条腿上膝部方向与脚尖方向一致。

起始姿势：

- 躯干挺直站立在平衡板上，双眼直视前方。
- 两只脚间的距离与肩同宽，可以向外打开约30°。

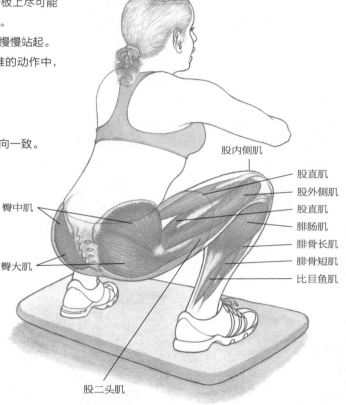

股内侧肌
股直肌
股外侧肌
股直肌
腓肠肌
腓骨长肌
腓骨短肌
比目鱼肌
臀中肌
臀大肌
股二头肌

运动分析	关节	关节运动形式	训练肌肉
关节1	髋关节	下蹲：屈曲 站起：伸展	臀大肌、臀中肌（后束）、股二头肌、半腱肌、半膜肌、大收肌（后束）
关节2	膝关节	下蹲：屈曲 站起：伸展	股直肌、股内侧肌、股中间肌、股外侧肌
关节3	踝关节	下蹲：背屈 站起：跖屈	腓肠肌、比目鱼肌、胫骨后肌、腓骨长肌与腓骨短肌

瑞士球上仰卧侧转

动作描述:

- 吸气,腹部收缩,缓慢地让肚脐贴向脊柱的方向。
- 仰卧在瑞士球上,将身体向一侧转动至恰好可以保持平衡与姿势标准的程度。保持该姿势1~3秒。换另一侧重复该动作。

动作要领:

- 保持头部与躯干挺直(无侧向弯曲),肩膀与髋部平行于地面,保持脊柱处于自然中立位。
- 保持小腿垂直于地面,髋部与肩膀处于同一高度;保持下背挺直,不要弯曲。
- 不要让膝部向脚踝前方移动。

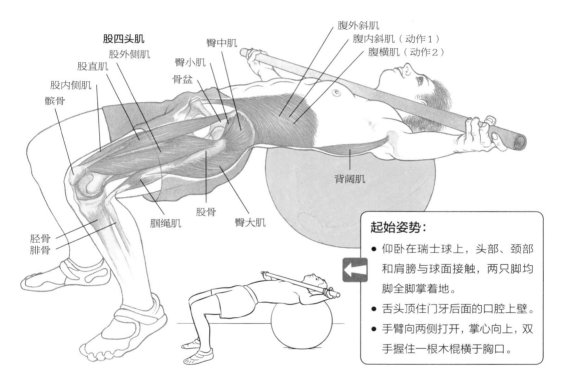

股四头肌
股外侧肌
股直肌
股内侧肌
髌骨
臀中肌
臀小肌
骨盆
腹外斜肌
腹内斜肌(动作1)
腹横肌(动作2)
背阔肌
腘绳肌
股骨
臀大肌
胫骨
腓骨

起始姿势:

- 仰卧在瑞士球上,头部、颈部和肩膀与球面接触,两只脚均脚全脚掌着地。
- 舌头顶住门牙后面的口腔上壁。
- 手臂向两侧打开,掌心向上,双手握住一根木棍横于胸口。

运动分析	关节	关节运动形式	训练肌肉
关节1	脊柱	保持稳定	腹横肌、多裂肌、回旋肌、腹内斜肌、腹外斜肌、头长肌、颈长肌、斜角肌、头夹肌、颈夹肌、头后大直肌、头下斜肌
关节2	髋关节	保持稳定	臀大肌、臀中肌、臀小肌、阔筋膜张肌、股薄肌、耻骨肌、长收肌、短收肌、大收肌
关节3	膝关节	保持稳定	股直肌、股内侧肌、股中间肌、股外侧肌、股二头肌、半腱肌、半膜肌、腓肠肌、股薄肌、缝匠肌、腘绳肌、跖肌

脚趾触地训练

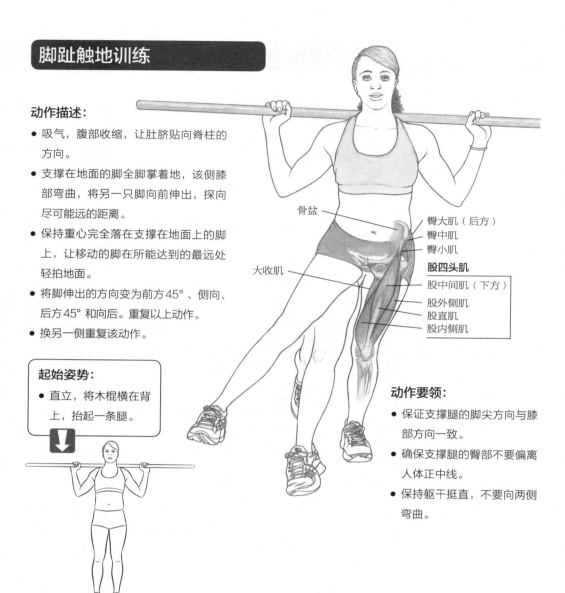

动作描述:

- 吸气,腹部收缩,让肚脐贴向脊柱的方向。
- 支撑在地面的脚全脚掌着地,该侧膝部弯曲,将另一只脚向前伸出,探向尽可能远的距离。
- 保持重心完全落在支撑在地面上的脚上,让移动的脚在所能达到的最远处轻拍地面。
- 将脚伸出的方向变为前方45°、侧向、后方45°和向后。重复以上动作。
- 换另一侧重复该动作。

起始姿势:

- 直立,将木棍横在背上,抬起一条腿。

骨盆

臀大肌(后方)
臀中肌
臀小肌
股四头肌
股中间肌(下方)
股外侧肌
股直肌
股内侧肌

大收肌

动作要领:

- 保证支撑腿的脚尖方向与膝部方向一致。
- 确保支撑腿的臀部不要偏离人体正中线。
- 保持躯干挺直,不要向两侧弯曲。

运动分析	关节	关节运动形式	训练肌肉
关节1	髋关节	向上:伸展 向下:弯曲	臀大肌、臀中肌(后束)、股二头肌、半腱肌、半膜肌、大收肌(后束)
关节2	膝关节	向上:伸展 向下:弯曲	股直肌、股内侧肌、股中间肌、股外侧肌
关节3	踝关节	向上:跖屈 向下:背屈	腓肠肌、比目鱼肌、胫骨后肌、腓骨长肌和腓骨短肌

力量训练

硬拉

动作描述：

- 吸气，腹部收缩，让肚脐贴向脊柱的方向。
- 用力提起杠铃，提起的过程中注意用缩唇呼吸。同时注意，在将杠铃提过膝关节之前，躯干的角度保持不变。
- 在硬拉过程中，让杠铃尽可能地贴近身体。
- 杠铃被提升经过膝关节后，髋部向前移动，使身体逐渐挺直。整个过程中，保持手臂伸直。
- 在杠铃达到最高处的时候吸气，同时保持腹部收缩，肚脐贴向脊柱。然后慢慢放下杠铃，髋部逐渐弯曲，使杠铃贴近身体，直至杠铃经过膝关节到达地面。
- 在提起或放下杠铃过程中最费力的时候呼气。

起始姿势：

- 站在杠铃前方，向前俯身，两脚之间的距离与肩同宽。
- 紧握杠铃，保持脊柱呈一条直线。

动作要领：

- 保证腰椎不弯曲。可以用运动贴布缠在腰椎附近。这样，一旦脊柱发生弯曲就能够感觉到。
- 脊柱保持在自然中立位，两侧肩胛骨稍稍向内收拢。
- 保持视线与水平面平行。

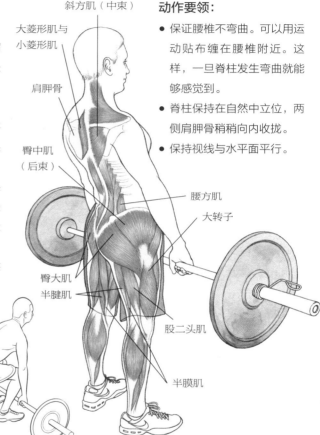

斜方肌（中束）
大菱形肌与小菱形肌
肩胛骨
臀中肌（后束）
臀大肌
半腱肌
腰方肌
大转子
股二头肌
半膜肌

运动分析	关节	关节运动形式	训练肌肉
关节1	髋关节	向上：伸展 向下：弯曲	臀大肌、臀中肌（后束）、股二头肌、半腱肌、半膜肌、大收肌（后束）
关节2	膝关节	向上：伸展 向下：弯曲	股直肌、股内侧肌、股中间肌、股外侧肌
关节3	踝关节	向上：跖屈 向下：背屈	腓肠肌、比目鱼肌、胫骨后肌、腓骨长肌和腓骨短肌
关节4	腰椎	保持稳定：伸展	多裂肌、棘肌、最长肌、髂肋肌、腰方肌、棘间肌
关节5	肩胛骨	内收	斜方肌（中束）、大菱形肌与小菱形肌
关节6	腕关节	紧握：屈曲	桡侧腕屈肌、尺侧腕屈肌、掌长肌、指浅屈肌

弓步（单腿前蹲）

动作描述:

- 吸气，腹部收缩，让肚脐贴向脊柱的方向。
- 一只脚向前跨出一大步，有控制地将身体重心向地面方向降低。
- 允许膝关节弯曲，动作结束时，另一条腿的膝部应稍稍离开地面。
- 重心较多地放在身体前面。
- 弓步时，身体达到最低处，然后用力蹬地，使身体恢复起始姿势的直立状态。在身体重心升高感到最困难的部分，注意用缩唇呼气。

动作要领:

- 保持躯干挺直，两侧肩胛骨稍稍向一起收拢，保持头部挺直，视线水平向前。
- 在身体下降和抬高过程中，保持前腿膝关节方向与脚尖方向一致。不要让踝关节和膝关节向人体正中线移动。
- 保持身体的重心落在前脚脚心与脚后跟之间。

起始姿势:

- 双手各执一个哑铃，躯干挺直，两脚之间的距离与肩膀同宽。
- 一条腿向前迈出一大步。

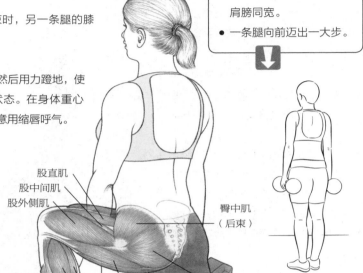

股直肌
股中间肌
股外侧肌

臀中肌（后束）

臀大肌

腓骨长肌

比目鱼肌

股二头肌

腓肠肌

腓骨短肌

手臂应在腿的外侧，为演示肌肉情况在此隐去

运动分析	关节	关节运动形式	训练肌肉
关节1	髋关节	向下：弯曲 向上：伸展	前腿：臀大肌、臀中肌（后束）、股二头肌、半腱肌、半膜肌、大收肌（后束）
关节2	膝关节	向下：弯曲 向上：伸展	前腿：股直肌、股内侧肌、股中间肌、股外侧肌
关节3	踝关节	向下：背屈 向上：跖屈	前腿：腓肠肌、比目鱼肌、胫骨后肌、腓骨长肌和腓骨短肌

实心球肩外旋

动作描述:

- 依靠肩关节旋转、轻弹手腕,将实心球朝后方扔向身后的挡板。
- 随着康复的程度增加、肌肉力量增强,可以抓住弹回的实心球,然后立即再次向后方抛出。

动作要领:

- 保持躯干挺直。
- 肘关节保持固定,肩关节外展呈90°。

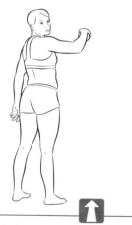

起始姿势:

- 背对训练用的挡板站立,手中握住一颗实心球。
- 将头转向肩膀,眼睛看着挡板,肩关节与肘关节皆呈90°弯曲。

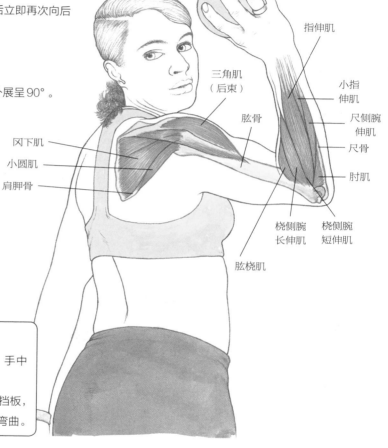

三角肌(后束)

指伸肌

小指伸肌

肱骨

尺侧腕伸肌

冈下肌

尺骨

小圆肌

肘肌

肩胛骨

桡侧腕长伸肌

桡侧腕短伸肌

肱桡肌

运动分析	关节	关节运动形式	训练肌肉
关节1	肩关节	外旋	三角肌(后束)、冈下肌、小圆肌
关节2	肩胛带(肩胛骨)	内收	菱形肌、斜方肌(中束)
关节3	腕关节	伸展	桡侧腕长伸肌与桡侧腕短伸肌、尺侧腕伸肌

实心球肩内旋

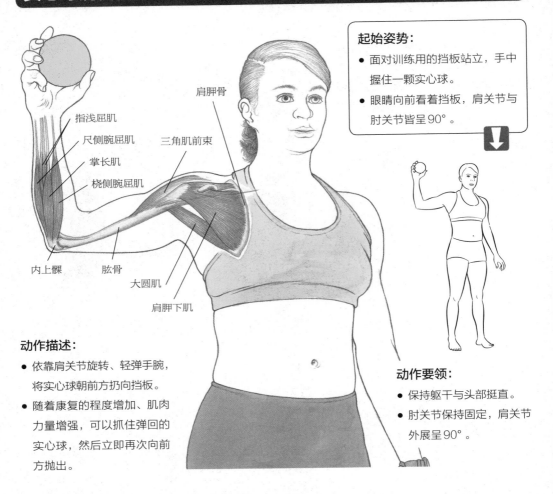

肩胛骨

指浅屈肌

尺侧腕屈肌

掌长肌

桡侧腕屈肌

三角肌前束

内上髁

肱骨

大圆肌

肩胛下肌

起始姿势：

- 面对训练用的挡板站立，手中握住一颗实心球。
- 眼睛向前看着挡板，肩关节与肘关节皆呈90°。

动作描述：

- 依靠肩关节旋转、轻弹手腕，将实心球朝前方扔向挡板。
- 随着康复的程度增加、肌肉力量增强，可以抓住弹回的实心球，然后立即再次向前方抛出。

动作要领：

- 保持躯干与头部挺直。
- 肘关节保持固定，肩关节外展呈90°。

运动分析	关节	关节运动形式	训练肌肉
关节1	肩关节	内旋	三角肌（后束）、肩胛下肌
关节2	肩胛带（肩胛骨）	外展	胸小肌、肩胛提肌
关节3	腕关节	屈曲	桡侧腕屈肌、尺侧腕屈肌、掌长肌、指浅屈肌

罗马尼亚式硬拉（直腿硬拉）

动作描述：

- 吸气，腹部收缩，让肚脐贴向脊柱的方向。
- 膝关节微弯，脊柱保持自然中立位。髋关节向前弯曲，直到感觉到腘绳肌被拉伸。
- 在硬拉的最低处，双脚用力蹬地，依靠髋关节伸展的力量让身体挺直，恢复起始姿势。
- 在提起杠铃感觉最费力的时候呼气。

动作要领：

- 保证腰椎不弯曲，如果需要，可以用运动贴布缠在腰椎附近。这样，贴布会拉紧皮肤，一旦脊柱发生弯曲就能够感觉到。
- 保持躯干挺直，两侧肩胛骨稍稍向内收拢。
- 保持两腿膝关节微弯，注意放下杠铃的过程中也要保持弯曲。

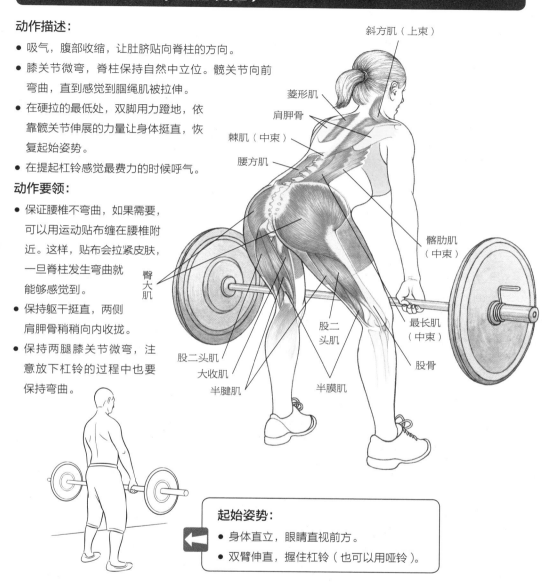

斜方肌（上束）
菱形肌
肩胛骨
棘肌（中束）
腰方肌
髂肋肌（中束）
臀大肌
最长肌（中束）
股二头肌
股骨
股二头肌
大收肌
半腱肌
半膜肌

起始姿势：

- 身体直立，眼睛直视前方。
- 双臂伸直，握住杠铃（也可以用哑铃）。

运动分析	关节	关节运动形式	训练肌肉
关节1	髋关节	向下：弯曲 向上：伸展	臀大肌、臀中肌（后束）、股二头肌、半腱肌、半膜肌、大收肌（后束）
关节2	腰椎	保持稳定：伸展	多裂肌、棘肌、最长肌、髂肋肌、腰方肌、棘间肌
关节3	肩胛骨	内收	斜方肌（中束）、大菱形肌与小菱形肌
关节6	腕关节	紧握：屈曲	桡侧腕屈肌、尺侧腕屈肌、掌长肌、指浅屈肌

单臂推绳

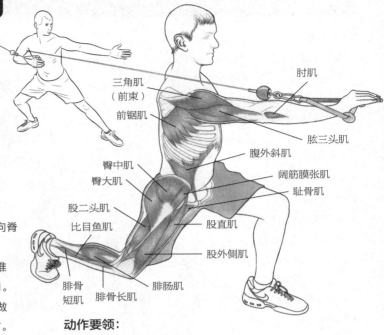

起始姿势：

- 侧弓步，背对缆绳训练机器。
- 用前腿对侧的手握住缆绳的把手（为安全起见，在握住缆绳把手后再做出侧弓步动作）。

动作描述：

- 吸气，腹部收缩，让肚脐贴向脊柱的方向。
- 后面的腿用力蹬地，将身体推向远离缆绳训练设备的方向。躯干旋转至完全背对设备，做出拳的动作，将缆绳推向前方。
- 在推出缆绳的过程中，感觉最费力的时候注意用缩唇呼气。
- 保持腹部收缩，肚脐贴向脊柱方向，吸气的同时让身体恢复起始姿势。

动作要领：

- 保持躯干挺直，眼睛直视前方。
- 保持前臂与缆绳平行、手腕伸直。
- 身体重心向前移动，躯干旋转，用手臂将缆绳以均匀的速度推向前方。

图中肌肉标注：三角肌（前束）、前锯肌、臀中肌、臀大肌、股二头肌、比目鱼肌、腓骨短肌、腓骨长肌、肘肌、肱三头肌、腹外斜肌、阔筋膜张肌、耻骨肌、股直肌、股外侧肌、腓肠肌

运动分析	关节	关节运动形式	训练肌肉
关节1	踝关节	后腿：跖屈 前腿：背屈	后腿：腓肠肌、比目鱼肌、胫骨后肌、腓骨长肌与腓骨短肌
关节2	膝关节	后腿：伸展 前腿：屈曲	后腿：股直肌、股内侧肌、股中间肌、股外侧肌
关节3	髋关节	后腿：伸展、内旋 前腿：屈曲、内旋	后腿：臀大肌、臀中肌（后束）、股二头肌、半腱肌、半膜肌、臀中肌（前束）、臀小肌、耻骨肌、短收肌、长收肌、大收肌、股薄肌、阔筋膜张肌
关节4	脊柱	旋转	同侧：腹内斜肌 对侧：多裂肌、回旋肌、腹外斜肌
关节5	肩胛骨	推绳：外展 恢复：内收	胸小肌、前锯肌
关节6	肩关节	推绳：水平内收 恢复：水平外展	三角肌（前束）、胸大肌（上束）
关节7	肘关节	推绳：伸展 恢复：屈曲	肱三头肌、肘肌
关节8	前臂	推绳：旋前 恢复：旋后	旋前圆肌、旋前方肌

单臂哑铃耸肩

动作描述：

- 吸气，腹部收缩，让肚脐贴慢慢地向脊柱的方向。
- 一只手臂提着哑铃，将该侧肩膀上提。
- 将肩膀抬高至难以继续时，注意用缩唇呼气。

动作要领：

- 保持躯干挺直，肩膀不要向前弯曲。
- 头部保持静止，不要侧向弯曲和向前伸出。

起始姿势：

- 身体以标准站姿站立，两脚分开，两脚之间的距离与肩同宽，一只手握住一个哑铃。

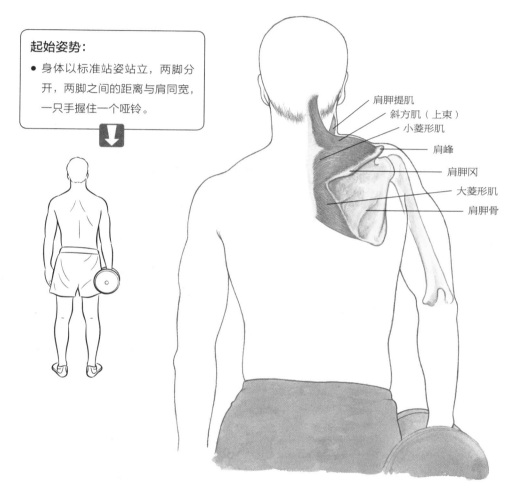

肩胛提肌
斜方肌（上束）
小菱形肌
肩峰
肩胛冈
大菱形肌
肩胛骨

运动分析	关节	关节运动形式	训练肌肉
关节1	肩胛骨	向上：上提 向下：下降	斜方肌（上束）、肩胛提肌、大菱形肌与小菱形肌

单臂拉绳

动作描述：

- 吸气的同时腹部收缩，让肚脐贴向
  脊柱的方向。
- 前脚跟向后用力，将身体推向远离缆绳训练设备
  的方向。躯干旋转至拉住绳子的手臂一侧，做拉
  弓的动作，将缆绳拉向身体。一侧手臂拉住缆绳
  的过程中，对侧手臂向前伸出，让身体反向旋转。
- 在拉缆绳的过程中，感觉最费力的时候注意用缩
  唇呼气。
- 保持腹部收缩，肚脐贴向脊柱方向，一边吸气，
  一边让身体恢复起始姿势。

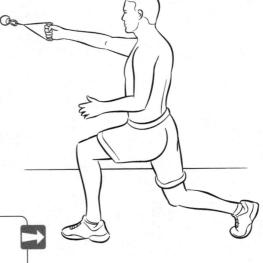

起始姿势：

- 弓步面对缆绳训练机器。
- 用前腿对侧的手握住缆绳的把手。

运动分析	关节	关节运动形式	训练肌肉
关节1	踝关节	前腿：跖屈 后腿：背屈	前脚：腓肠肌、比目鱼肌、胫骨后肌、腓骨长肌与腓骨短肌
关节2	膝关节	前腿：伸展	股直肌、股内侧肌、股中间肌、股外侧肌
关节3	髋关节	前腿：伸展 后腿：外旋	前腿：臀大肌、臀中肌（后束）、股二头肌、半腱肌、半膜肌、大收肌（后束） 后腿：臀大肌、臀中肌（后束）、股二头肌、缝匠肌、腰大肌、髂肌、梨状肌、股方肌、上孖肌与下孖肌、闭孔外肌与闭孔内肌
关节4	脊柱	旋转	同侧：腹内斜肌 对侧：多裂肌、回旋肌，腹外斜肌
关节5	肩胛骨	拉绳：内收 恢复：外展	斜方肌（中束）、大菱形肌与小菱形肌
关节6	肩关节	拉绳：水平外展 恢复：水平内收	三角肌（后束）、冈下肌、小圆肌、背阔肌、大圆肌
关节7	肘关节	拉绳：屈曲 恢复：伸展	肱二头肌、肱肌、肱桡肌、桡侧腕屈肌、掌肌
关节8	前臂	拉绳：旋后 恢复：旋前	肱二头肌、旋后肌

动作要领：

- 保持躯干挺直，眼睛直视前方。
- 保持前臂与缆绳平行、手腕伸直。
- 身体重心向前移动，躯干旋转，用手臂将缆绳
  以均匀的速度拉向身体。

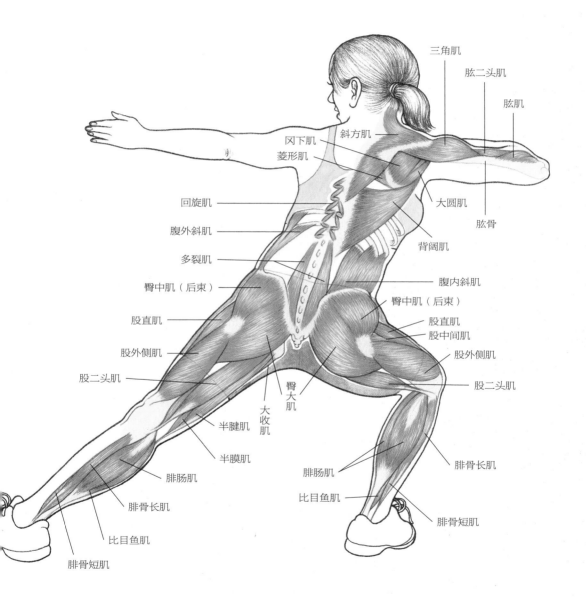

三角肌
肱二头肌
肱肌
冈下肌
斜方肌
菱形肌
回旋肌
腹外斜肌
多裂肌
臀中肌（后束）
股直肌
股外侧肌
股二头肌
大圆肌
肱骨
背阔肌
腹内斜肌
臀中肌（后束）
股直肌
股中间肌
股外侧肌
股二头肌
半腱肌
大收肌
半膜肌
腓肠肌
腓骨长肌
比目鱼肌
腓骨短肌
臀大肌
腓肠肌
比目鱼肌
腓骨长肌
腓骨短肌

瑞士球上仰卧伸髋

动作描述：

- 吸气，腹部收缩，让肚脐慢慢贴向脊柱的方向。
- 一边呼气，一边将髋关节向地板方向降低。
- 髋关节降低至接近地面，这个过程允许瑞士球有轻微的移动。
- 吸气的同时，足跟用力蹬地，缓慢地抬高髋关节，回到起始姿势。

动作要领：

- 保持小腿与地面垂直。
- 用臀部的力量将髋关节抬高。
- 训练过程中不要让膝关节向身体移动。

起始姿势：

- 在瑞士球上仰卧，将头部、颈部和肩膀搭在瑞士球上。两只脚全脚掌着地。在大腿靠下的部位，用弹力带将两腿绑在一起。
- 舌头顶在门牙之后的口腔上壁。

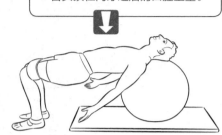

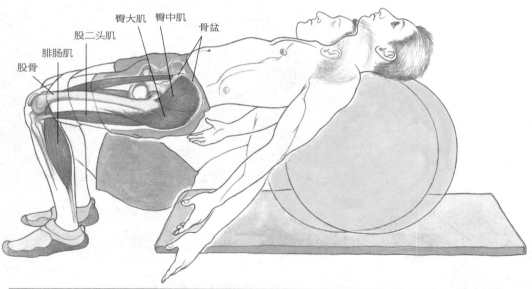

运动分析	关节	关节运动形式	训练肌肉
关节1	髋关节	向下：屈曲 向上：伸展	臀大肌、臀中肌（后束）、股二头肌、半腱肌、半膜肌、大收肌（后束）
关节2	膝关节	向下：屈曲 向上：伸展	股直肌、股内侧肌、股中间肌、股外侧肌
关节3	踝关节	向下：背屈 向上：跖屈	腓肠肌、比目鱼肌、胫骨后肌、腓骨长肌与腓骨短肌

水中慢跑

动作描述：

- 在没有疼痛感的前提下，在水中以适宜的步速行走。
- 只要没有疼痛感出现，就可以逐渐提高行走或慢跑的速度。
- 此训练也可以向前、后及侧向等不同的方向进行。

动作要领：

- 训练过程中，让身体尽量保持平时行走或慢跑的正常姿势。
- 保持良好的体态和关节形态，特别要注意要让膝部的方向与脚尖方向一致。

起始姿势：

- 在游泳池中直立，水位应达到腰部或高于腰部。

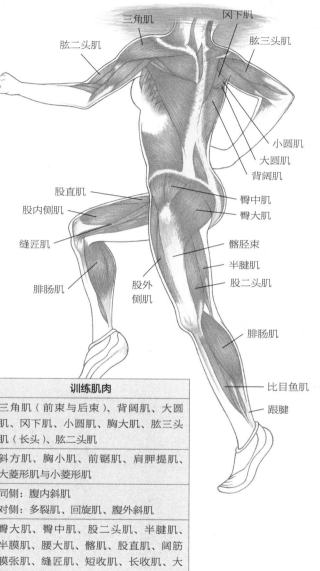

运动分析	关节	关节运动形式	训练肌肉
关节1	肩关节	屈曲、伸展	三角肌（前束与后束）、背阔肌、大圆肌、冈下肌、小圆肌、胸大肌、肱三头肌（长头）、肱二头肌
关节2	肩胛骨	上旋、下旋、外展、内收	斜方肌、胸小肌、前锯肌、肩胛提肌、大菱形肌与小菱形肌
关节3	脊柱	旋转	同侧：腹内斜肌 对侧：多裂肌、回旋肌、腹外斜肌
关节4	髋关节	伸展、屈曲	臀大肌、臀中肌、股二头肌、半腱肌、半膜肌、腰大肌、髂肌、股直肌、阔筋膜张肌、缝匠肌、短收肌、长收肌、大收肌、臀小肌
关节5	膝关节	伸展、屈曲	股直肌、股内侧肌、股中间肌、股外侧肌、股二头肌、半腱肌、半膜肌、股薄肌、缝匠肌、腓肠肌、腘肌、跖肌
关节6	踝关节	跖屈、背屈	腓肠肌、比目鱼肌、胫骨后肌、腓骨长肌与腓骨短肌

伐木动作

动作描述:

- 背对缆绳训练设备站立,靠近缆绳设备的腿弯曲,做出侧弓步动作。弯曲的腿承担约70%的身体重量。
- 用远离缆绳训练设备一侧的手抓住缆绳的把手,并放在另一侧手的手背上。
- 吸气,腹部收缩,让肚脐慢慢地贴向脊柱的方向。
- 靠近缆绳训练设备的脚用力,让身体重心远离设备,躯干向设备的反方向旋转,做出类似于伐木的动作向下拉缆绳。

结束姿势:

- 在扭转身体拉动缆绳的过程中感觉最费力的部分,注意用缩唇呼气。
- 在恢复起始姿势的过程中,吸气,保持腹部收缩,肚脐贴向脊柱的方向。

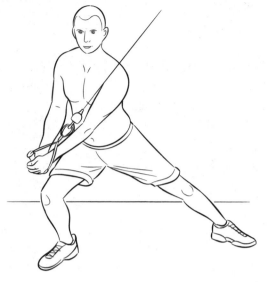

运动分析	关节	关节运动形式	训练肌肉
关节1	脊柱	旋转	同侧:腹内斜肌 对侧:多裂肌、回旋肌、腹外斜肌
关节2	肩胛骨	下旋、上旋、外展、内收、上提、下降	斜方肌(上束与下束)、胸小肌、前锯肌
关节3	肩关节	伸展、屈曲	肱三头肌、肘肌
关节4	髋关节	内旋、外旋、外展、内收	内侧腿:臀大肌、臀中肌、臀小肌、缝匠肌、耻骨肌、短收肌、长收肌、大收肌、股薄肌、阔筋膜张肌、半腱肌、半膜肌 外侧腿:臀大肌、臀中肌(后束)、股二头肌、缝匠肌、腰大肌、髂肌、梨状肌、股方肌、上孖肌与下孖肌、闭孔外肌与闭孔内肌
关节5	膝关节	伸展、屈曲	股直肌、股内侧肌、股中间肌、股外侧肌
关节6	踝关节	跖屈、背屈	腓肠肌、比目鱼肌、胫骨后肌、腓骨长肌与腓骨短肌

动作要领：

- 保持躯干挺直，双眼直视前方。
- 保持肘关节稍稍弯曲。
- 沿身体侧向转移身体重心，躯干旋转，以均匀的速度拉动缆绳。

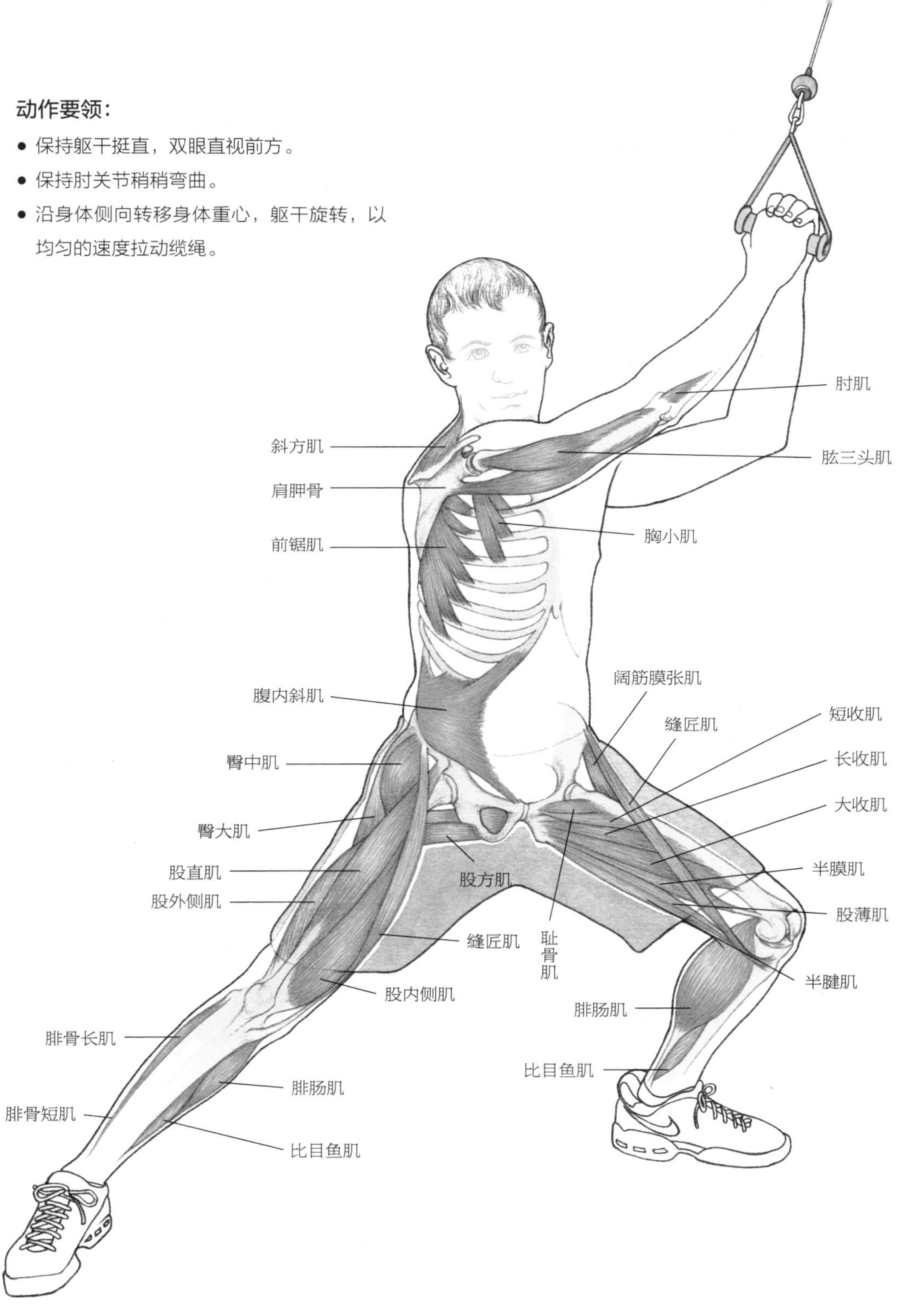

肘肌

斜方肌

肩胛骨

前锯肌

肱三头肌

胸小肌

腹内斜肌

阔筋膜张肌

缝匠肌

短收肌

长收肌

大收肌

臀中肌

臀大肌

股直肌

股外侧肌

股方肌

耻骨肌

半膜肌

股薄肌

缝匠肌

半腱肌

股内侧肌

腓肠肌

腓骨长肌

比目鱼肌

腓肠肌

腓骨短肌

比目鱼肌

伸腕

动作描述:

- 掌心向后抓住实心球。
- 在没有疼痛感的前提下将手腕尽可能地向上伸展。
- 将手腕慢慢地放下,恢复原位。

屈腕

动作描述:

- 掌心向前抓住实心球。
- 在没有疼痛感的前提下将手腕尽可能地向上屈曲。
- 将手腕慢慢地放下,恢复原位。

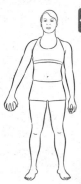

起始姿势:

- 两脚分开站立,两脚之间的距离与肩同宽,用一只手握住一个实心球或一只哑铃。

动作要领:

- 保持躯干挺直,站姿良好。
- 手腕的动作应慢一些,不要产生疼痛感。

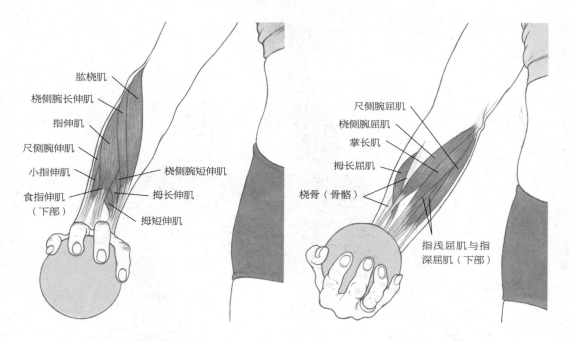

肱桡肌
桡侧腕长伸肌
指伸肌
尺侧腕伸肌
小指伸肌
食指伸肌(下部)
桡侧腕短伸肌
拇长伸肌
拇短伸肌

尺侧腕屈肌
桡侧腕屈肌
掌长肌
拇长屈肌
桡骨(骨骼)
指浅屈肌与指深屈肌(下部)

运动分析	关节	关节运动形式	训练肌肉
伸肌	腕关节	向上:伸展 向下:屈曲	桡侧腕长伸肌与桡侧腕短伸肌、尺侧腕伸肌、指伸肌、食指伸肌、小指伸肌、拇长伸肌、拇短伸肌
屈肌	腕关节	向上:伸展 向下:屈曲	桡侧腕屈肌、尺侧腕屈肌、指浅屈肌与指深屈肌、掌长肌、拇长屈肌

复合动作是指需要多个关节参与运动的动作。

对侧指位于身体反方向的另一侧。

外力闭合是通过筋肌膜作用让关节保持稳定，通常指骶髂关节的稳定。

形状闭合是指通过关节的紧张位让关节保持稳定，通常指骶髂关节的稳定。

重力模式（见过度内旋）。

增生是指组织尺寸的增大，通常指肌肉组织的增大。

强度是衡量现阶段训练负荷的尺度，通常以最大重复次数的百分数来表示。

同侧指位于身体的同一侧。

孤立动作是指只有一个关节参与运动的动作。

下交叉综合征指身体出现骨盆前倾、腰椎前凸增加等姿势变形。出现下交叉综合征时，髂腰肌、股直肌、阔筋膜张肌、缝匠肌、腰方肌、竖脊肌等肌肉通常较短且处于绷紧的状态。腹直肌、腹外斜肌、臀大肌、腘绳肌则较长且松弛。

新陈代谢分析®是一种通过分析遗传因素与环境因素测定和调节个人饮食状况的方法，这种方法同时也可以识别并减少对健康不利的"障碍因素"。

肌梭是沿肌肉长轴方向的感觉感受器，它可以探测到肌肉长度的变化，然后将信息反馈给中枢神经系统。

神经驱动是指肌肉接受的神经冲动的数量与振幅。

脊柱中立位是指人在站立时，肌肉都处于平衡状态的情况下，脊柱的自然位置。脊柱的中立位要求颈部与腰椎均有30°~35°的弯曲角度。

过度旋前指的是当髋关节突然旋转，膝部向人体正中线内收，踝关节会大大偏离自然位置产生内翻的状态。通常是由于髋关节的外展肌、外旋肌和腹肌力量不够而造成的。

椎弓峡部是椎骨上位于上、下关节突之间的部分。

被动闭合是指通过关节的紧张位而使关节保持稳定，通常指骶髂关节的稳定。

相位性肌肉对关节的运动和稳定性起着至关重要的作用。它们由快肌纤维支配，可以产生强大的力量，在错误的负荷下会较快地被拉长，也会更快地疲劳。

反射抑制是指由于感觉刺激（如疼痛）导致肌肉反射活动减弱。

感觉－运动失忆是指由于长期缺乏刺激（如久坐），肌肉功能被抑制。

剪切力是作用于关节上的平行力，其方向通常是前后方向，或是左右方向。通常当作用力在两个平面之间发生滑移就会产生剪切力。通常所说的"剪切力"是作用在脊柱上的。

瑞士球是一种PVC材料、健身用的充气球体，其尺寸从35~85厘米（14~34英寸）不等。

协同支配是指当原动肌被抑制，协同肌运动中占据主导地位。

鱼际隆起是指手掌中位于大拇指根部的肌肉。

紧张性肌肉对关节的节段性稳定有着重要的作用。它们由慢肌纤维支配，产生的力量较小，疲劳得较为缓慢，在错误的负荷下会趋向于缩短和绷紧。

扭矩是对物体施加的能使其旋转的外力。通常指作用在脊柱上的旋转力（扭力）。

训练量是指在一段时间内（一天、一周、一月），训练的重复次数、组数，以及体重（强度）

的乘积。

上交叉综合征是指圆肩或头部向前倾等症状。出现上交叉综合征时，胸小肌、胸锁乳突肌、斜角肌、肩胛下肌、肩胛提肌、腹直肌上部通常会绷紧。小菱形肌、冈下肌通常会变长且肌力不够。

内脏即人体内部器官，如肺与肝。

内脏－躯体反射是由内脏功能紊乱引起的筋肌膜（肌肉）疼痛的现象。